# Le Vaginisme

Élodie Bouti

# Le Vaginisme

Manuel complet à destination des patientes et des thérapeutes

ISBN numérique : 9791040553250

EAN papier : 9791040553267

Librinova

Courriel : contact@librinova.com
Internet : www.librinova.com

Élodie Bouti
Thérapeute psychosomaticienne et sophrologue
Avec la participation de Myriam Djamaï

Préface du Pr Jean Benjamin Stora

# Comprendre son unité psychosomatique pour sortir du vaginisme

# Qui sommes-nous ?

Elodie Bouti :

Je suis thérapeute en psychosomatique intégrative et sophrologue spécialisée dans les troubles féminins. J'accompagne les femmes dans des moments charnières de leurs vies afin qu'elles puissent se comprendre, dépasser leurs traumatismes, s'aimer et tirer le meilleur parti d'elles-mêmes. J'ai aidé de nombreuses femmes à sortir du vaginisme. Pour certaines quelques séances étaient suffisantes alors que pour d'autres un temps de réappropriation du corps et de réparation psychique était nécessaire et plus long.
Spécialisée également dans les troubles tels que l'endométriose, je suis membre du réseau RESENDO et accompagne mes patientes dans leur parcours de soins de manière pluridisciplinaire. J'ai été confronté au vaginisme de manière personnelle après une césarienne d'urgence sans savoir que c'était du vaginisme. À l'époque, il y a maintenant 8 ans, mon gynécologue n'avait pas mis de mot sur ce trouble et m'avait redirigé vers un ostéopathe sans que je puisse y remédier vraiment. Ayant déjà connu des rapports satisfaisants j'ai rapidement pu reprendre le cours normal de ma vie sans que le terme « vaginisme » vienne s'imposer à moi. C'est l'une de mes premières patientes qui m'a fait prendre conscience de l'errance médicale autour de ce trouble. Je me suis alors documentée pour comprendre les mécanismes physiques et psychiques du vaginisme plus en profondeur, car en toute honnêteté

elle était face au sachant censé savoir et qui n'en sait pas assez. Cette patiente a été un véritable déclic pour moi.

La thérapie que je propose met un accent sur la prise en charge globale de mes patientes, Je les accompagne dans la gestion du stress, des angoisses et à sortir en toute sécurité de leurs traumatismes, qui peuvent être à l'origine de trouble comme le vaginisme. Trouble qui est souvent lié à des difficultés émotionnelles, physiologiques ou psychologiques. En identifiant les émotions et les pensées négatives qui peuvent influencer leurs symptômes physiques, je les aide à comprendre le lien entre leur santé mentale (psyché) et leur santé physique (soma). Je les guide à travers des exercices de relaxation et de visualisation pour les aider à surmonter leur anxiété et leur peur associées à la pénétration. Je les encourage également à parler ouvertement de leurs sentiments et de leurs préoccupations, et je les aide à développer des stratégies pour améliorer leur communication avec leur partenaire afin de créer un environnement de confiance et de soutien. Je les guide également vers des ressources et des outils pour améliorer leur bien-être global et les soutenir dans leur processus de guérison. En travaillant de manière holistique, j'essaie de contribuer à leur rétablissement et à leur mieux-être sur le long terme.

Le vaginisme, comme l'endométriose ou tout autres troubles qui se rapproche de la zone pelvienne sont des sujets tabous qu'il est temps de démystifier, les femmes ne sont pas des hystériques ! Ce livre est le fruit d'un long travail de recherches, de compréhensions et de passions autour du sujet féminin trop longtemps oublié. Il est écrit par des femmes et pour les femmes. J'espère qu'il sera une aide didactique pour les femmes atteintes de vaginisme ainsi que pour les thérapeutes qui méconnaissent ce trouble de la sexualité féminine.

## Myriam Djamaï :

Durant mes études d'ingénieure, je faisais face à beaucoup de pression et de stress liés aux examens. La sophrologie m'avait été alors conseillée pour apprendre à gérer mes émotions et ma respiration. J'ai donc rencontré Elodie pour suivre quelques séances. La découverte de mon vaginisme primaire est arrivée entre-temps et s'est faite lors d'un rendez-vous de routine chez le gynécologue. Je me suis heurtée à ce trouble assez brutalement sans poser de mot sur ce qui m'arrivait. Le gynécologue n'a pas su m'expliquer pourquoi l'examen n'avait pas pu aboutir et a écourté le rendez-vous hâtivement. Les premières interrogations se posent alors.

J'ai décidé de me diriger vers d'autres praticiens pour savoir si le problème venait de lui ou de moi. Après un second rendez-vous cette fois-ci, on me propose la chirurgie hyménéale sans jamais me parler de vaginisme. À l'issue de ce rendez-vous un diagnostic est posé mais une petite voix me disait qu'il n'était pas le bon. Le début de la spirale mêlant incompréhension, doutes, remise en question, inquiétude arriva alors très rapidement. J'ai commencé à me renseigner sur internet, puis le mot vaginisme est apparu. Je me suis reconnue dans les symptômes décris. J'en ai alors parlé à Elodie qui a adapté ses séances pour m'aider à appréhender ce trouble. Au bout de quelques séances, la sophrologie m'a permis de mieux respirer mais s'est avérée insuffisante pour gérer ma problématique dans son intégralité. Constatant que cette approche n'était pas assez efficace, elle m'a donc proposé de creuser un peu plus dans mon passé et de suivre une thérapie de psychosomatique intégrative dans l'objectif de déceler des raisons autres que physique, corporelle à mon vaginisme. Suite à cette nouvelle démarche davantage

axée sur le lien entre ce qu'il se passe dans la tête et dans le corps, nous avons pu soulever des points et événements de vie marquants. Enfouies dans mon corps depuis plusieurs années, ces causes dites psychiques m'empêchaient d'accéder à une féminité complète et à mon « corps d'adulte ». C'est grâce à cette thérapie d'introspection que j'ai pu sortir de ce trouble.
Vous verrez à travers cet ouvrage que toutes les femmes quel que soit leur histoire, leur âge, leur vécu, peuvent être atteintes de vaginisme. Ce pour quoi il était important pour nous d'appeler à l'attention des thérapeutes ainsi qu'aux femmes afin de leur apporter un maximum d'informations sur le sujet. De plus nous avons voulu donner un peu plus de crédit à ce trouble encore trop peu connu. Ma contribution dans cet ouvrage a pour ambition d'apporter une vision en tant que femme sur divers sujets comme les violences gynécologiques, l'errance médicale, l'éducation (etc.) mais aussi en tant qu'ancienne patiente pour faire part de mon expérience. Ainsi, mon souhait est de donner une voix que l'on n'entend pas suffisamment, celle de l'autre côté du fauteuil. Tout ceci dans le but que quiconque soit confronté à un vaginisme un jour, thérapeute ou patiente, puisse le comprendre au mieux.

# Préface

Ma collègue Élodie Bouti a écrit un livre extrêmement pédagogique qui permet de comprendre le vécu du vaginisme par la femme et par son partenaire. Elle permet ainsi aux couples de mieux appréhender leurs relations afin d'aboutir à des rapports sexuels satisfaisants. Les cas cliniques exposés sont très clairs et facilitent l'approche de la compréhension des obstacles biologiques et psychiques au vaginisme.

L'abord de la sexualité féminine permet à l'auteure de présenter l'évolution séculaire de la femme dans son plaisir sexuel avec son partenaire. Ce n'est que progressivement au cours du XXe siècle et du XXIe siècle que le féminisme a enfin pu s'affirmer et modifier les relations entre les hommes et les femmes. Il a fallu attendre les travaux de Master et Johnson pour enfin comprendre un peu mieux la sexualité humaine et le plaisir. Il est important de comprendre aussi comme dans les travaux sur la sexualité féminine que j'ai publiés, que Freud et ses successeurs n'ont jamais établi ce qu'était la sexualité féminine. Ce sont des femmes psychanalystes qui ont progressivement introduit des concepts sans pour autant développer une approche globale de la sexualité féminine.

Élodie Bouti développe de façon très didactique les réactions neuronales dans leurs dimensions émotionnelles et physiques destinées à protéger l'être humain, en l'occurrence la femme qui vit la relation sexuelle comme une attaque. Les différentes manifestations émotionnelles sont analysées avec beaucoup de finesse et de perspicacité

par l'auteure ce qui permet de comprendre en profondeur le vécu du vaginisme.
Les lectrices et les lecteurs de cet ouvrage pourront enfin aborder ce problème très délicat ce qui pourrait leur permettre d'y faire face et dans le meilleur des cas d'y remédier. Il s'agit d'un ouvrage tout à fait remarquable car l'auteure développe de façon très détaillée l'ensemble des dimensions du syndrome « vaginisme ». Cet ouvrage permettra aussi aux médecins et aux gynécologues d'appréhender la dimension psycho- biologique de la sexualité féminine.
Pour toutes les femmes, cet ouvrage peut contribuer à leur apporter des informations rassurantes et très détaillées concernant ce problème douloureux entravant la sexualité féminine. Je recommande vivement la lecture car elle peut grandement contribuer à aider les femmes et les hommes aussi.

Professeur Jean Benjamin Stora
Psychosomaticien, Psychanalyste,
Directeur de L'INSTITUT DE PSYCHOSOMATIQUE INTÉGRATIVE

# Introduction

*« La réussite c'est un peu de savoir, un peu de savoir-faire et beaucoup de faire savoir citation de Jean Nohain »*

C'est dans cette lignée que nous avons décidé d'écrire ce livre.

**Le vaginisme est un trouble de la sexualité qui est susceptible de toucher toutes les femmes au cours de leurs vies**. Lorsque nous avons débuté l'écriture de ce livre il n'y avait aucun manuel du vaginisme existant. Depuis peu certains ouvrages ont vu le jour et c'est un réel soulagement pour les femmes atteintes de ce trouble sexuel. Vous découvrirez au travers des différents chapitres que le vaginisme est la résultante d'un déséquilibre psyché-soma. Et que nous ne pouvons pas dissocier le corps et l'esprit, car nous sommes des êtres psychosomatiques.

Cet ouvrage est à destination des patientes et des thérapeutes qui peuvent rencontrer ce trouble de la vaginalité dans leur patientèle. Le vaginisme est un trouble de la sexualité qui commence à être reconnu et traité par les soignants mais reste néanmoins peu connu du grand public. Pour autant, il touche 5 à 17 % de femmes en France. Certaines femmes en sont atteintes et ne savent pas poser de mots sur ce phénomène psychique et corporel. En se tournant vers le corps médical elles se retrouvent parfois très seules lorsque le soignant ignore la problématique du vaginisme. Pourtant, ce trouble sexuel empêche certaines femmes d'avoir une vie de couple « normale », d'accéder à la maternité ou encore de prendre un rendez-vous

chez un gynécologue. Autant de situations importantes et charnières dans la vie d'une femme.
Nous tenterons au travers de ces lignes de donner un maximum d'informations sur le sujet afin d'aider le corps médical à comprendre ce trouble sexuel, permettre aux femmes de déculpabiliser, de mieux connaître leur corps, mieux appréhender la sexualité et trouver un accompagnement adéquat à leurs blocages afin de vivre leur vie sexuelle de manière plus épanouie. Vous découvrirez à la lecture de ce livre comment la psychosomatique intégrative permet de sortir du vaginisme par une approche globale du corps et de l'esprit.

# Qu'est-ce que le vaginisme ?

# Le vaginisme dans l'histoire :

Selon le dictionnaire français Larousse, « Le vaginisme est une affection caractérisée par une contracture spasmodique involontaire des muscles vaginaux et péri-vaginaux au moment de la pénétration du pénis dans le vagin, rendant celle-ci impossible ou, du moins, douloureuse ». Comme le disait, le médecin obstétricien américain, William Saul Roger, « Le vaginisme est à la pénétration du pénis, ce qu'est le clignement de l'œil à la pénétration du moucheron » pour rappeler le caractère involontaire inconscient et défensif de la contraction du périnée. **Il est nécessaire de notifier que le vaginisme n'est pas une maladie ou une pathologie mais un plutôt un syndrome qui trouble la sexualité féminine qui se résout**. Par le terme syndrome nous renvoyons au fait que le vaginisme renvoie à une liste de symptômes physiques et/ou psychiques qui permettent son diagnostic. Voyons ensemble comment le vaginisme a traversé l'histoire.

## Âmes sensibles s'abstenir !

C'est en 1834 que l'on voit pour la première fois apparaître une description de cette affection, le Dr Huguier parle alors de « **contracture spasmodique du sphincter du vagin** », d'autres comme M. Gosselin ou encore le Dr Sims parlent « d'hyperesthésie vulvaire » et considèrent « cette affection comme une névrose hystérique ». Les traitements de l'époque consistaient à inciser l'hymen et dilater progressivement les parois vaginales en introduisant des mèches imbibées de cérat d'opiacé à l'intérieur du vagin [1]. Le Dr A. Lutaud nous rapporte en 1874 que « le vaginisme est toujours lié à la douleur qui en est le symptôme capital [2] », que les opérations aussi sanglantes que les incisions profondes pratiquées par le Dr Sims porteraient atteinte à l'élasticité du périnée qui serait alors fragilisé au moment d'un accouchement, il préconisera la cautérisation et la dilatation progressive. Le mystère féminin à toujours défrayé la chronique. Avant le XXe siècle la femme est souvent relayée au rang de fonction biologique reproductrice et doit accepter la supériorité patriarcale de l'homme.

## La psychanalyse est passée par là...

Il faudra attendre les travaux de Freud pour cartographier l'appareil mental et apporter une dimension psychique au vaginisme. En 1907, le psychanalyste Alfred Adler nous dit que le vaginisme est un « non passif » vis-à-vis d'un partenaire dont le comportement, « par sa brutalité, son manque de tendresse et d'égards, indispose la femme [3] » . Il a réservé des études particulières à la situation psychosociale de la femme. Selon lui, la société « **se caractérise par l'importance prépondérante du sexe masculin** ». Dans les familles avoir un fils est une bénédiction alors qu'une fille est une aide supplémentaire, ce qui place la fille en position inférieure. Adler fait le constat que les jeunes femmes ne jouissent pas des mêmes privilèges que les hommes, et va ainsi compléter sa doctrine des états d'infériorité des organes en développant

1. Il s'agit d'une technique anesthésiante locale de l'époque

2. A.LUTAUD – Du vaginisme, ses causes, sa nature, son traitement, suivi d'une leçon clinique p 8 à 55

3. La psychologie d'Adler – H. SCHAFFER p 9 à 101

ce qu'il appelle la « protestation virile [4] ». Devant la prédominance masculine, le développement de la femme a subi un trouble grave qui la porte presque toujours à se sentir mécontente de son sort. Adler pense que cette domination masculine pousse certaines femmes à avoir des comportements masculins, (sport, hautes études, désirs d'indépendance, etc.) et d'autres à se résigner à une perpétuelle soumission à l'homme. La deuxième catégorie de femme présente souvent des symptômes de névrose, « à la base de leur soumission, on retrouve, sous une forme camouflée, la même révolte contre le rôle féminin que chez le premier type de femme », cette attitude ambivalente de la femme face à son propre rôle la pousse dans la vie intime à contester par protestation virile vers un refus du rôle sexuel. Le rapport sexuel « étant éprouvé comme une humiliation et comme une infériorité », Adler déclare « plus tard, elle réagit par la frigidité, le vaginisme, des troubles des règles ».

## Et enfin la libération...

La révolution sexuelle du XXe siècle va progressivement changer le statut sexuel de la femme. L'arrivée des contraceptions, l'accès à l'IVG, et l'acquisition de nouveaux droits vont libérer la femme de l'emprise masculine, mais le plaisir féminin n'est pas toujours naturel ou inné, il nécessite parfois un apprentissage. C'est dans la deuxième partie du XXe siècle que les célèbres sexologues américains Master and Johnson, apporteront de nouvelles précisions ainsi qu'une nouvelle approche sur la sexualité telle que nous la connaissons aujourd'hui. De 1957 à 1990 leurs études les amèneront à prendre le temps de discuter avec leurs patientes en les laissant s'exprimer afin de connaître

4. Ibid p 43

leur vie sexuelle plus en profondeur. Ils proposeront une approche dite de « ré adaptation » en incorporant des exercices corporels à faire seul ou en couple (avec ou sans dilatateurs vaginaux). Ce sont également grâce à eux que le vaginisme a pu être reconnu comme trouble sexuel pouvant être soigné et non plus comme un trait de caractère hystérique.

## Ce que nous dit la psychosomatique intégrative

Le Professeur émérite et psychosomaticien Jean-benjamin Stora déclare que selon de récents travaux sur la sexualité féminine, la capacité à ressentir du plaisir érotique dépend de la capacité de la femme à intégrer certaines perceptions et émotions, à les encoder comme érotique en les canalisant vers l'espace érotique interne : vagin, utérus. Ces travaux développent la notion de « vaginalité [5] », qui se définit comme la possibilité d'atteindre un épanouissement et un plaisir sexuel, il nous dit également que « le vaginisme est un trouble de la vaginalité ».

5. J.B. Stora – l'être humain est une unité psychosomatique – p 138

# Les vaginismes

**La prévalence du vaginisme :** Ce trouble sexuel lié à des douleurs génito-pelviennes ou à la pénétration est peu connu. Cependant, environ 15 % des femmes en Amérique du Nord signalent des douleurs récurrentes pendant les rapports sexuels (Lauman et al. 1999). Les difficultés à avoir des relations sexuelles semblent être une cause fréquente de consultation auprès des services cliniques spécialisés ou des spécialistes. Par le passé, l'éducation sexuelle inadéquate et l'orthodoxie religieuse ont souvent été considérées comme des facteurs prédisposant culturellement au diagnostic de vaginisme tel que défini dans le DSM-IV et V. Cette perception semble être confirmée par les récents rapports concernant la Turquie, un pays majoritairement musulman, indiquant de manière frappante une forte prévalence du trouble (Dogan 2009). En 2017 la prévalence varie entre 5 % et 17 % (Pacik and Geletta, 2017). Le vaginisme représente environ 25 % des dysfonctions sexuelles féminines et seulement 20 % des femmes consultent pour ce motif (Cloppet, 2017)

## Primaire ou secondaire ?

Le vaginisme est une contracture involontaire des muscles du périnée qui empêche toute pénétration, d'ailleurs si cela concerne le périnée pourquoi l'avoir appelé le vaginisme ? **Il faut savoir que chaque femme peut être concernée par le vaginisme, il ne s'agit pas d'un trouble réservé aux plus novices**. Il est soit primaire, soit secondaire, dans les deux cas il est décrit comme une impossibilité partielle ou totale de pénétration quelle qu'elle soit et dont l'entrée du vagin est semblable à un mur. Le principal symptôme du vaginisme est l'incapacité à être pénétrée mais d'autres symptômes dont la douleur, la peur panique du rapport ou du pénis ont été recensés. Notons que toutes ces réactions sont émotionnelles et non plus orientées sur l'organe même. Dans le cadre du vaginisme les organes génitaux sont normalement constitués. Beaucoup de patientes rapportent que leur vagin est trop petit, que l'hymen doit être trop épais ou encore que leur vagin ne fonctionne plus comme avant, comme s'il suffisait d'appuyer sur le bouton « ON » pour qu'il s'allume. Mais la réalité est toute autre et se trouve souvent bien loin de la zone génitale. Il faut également différencier le vaginisme de la frigidité, la femme vaginique ressent du plaisir sexuel, elle a accès à l'orgasme, mais malgré son consentement à la pénétration son vagin reste contracté à son insu, **le vaginisme est un « NON » corporel**.

## Le vaginisme primaire

Il est dit primaire car il est présent chez la femme qui présente un vaginisme dès son plus jeune âge. C'est-à-dire qu'elle le découvre au moment de la première tentative d'intromission dans son vagin (un tampon, un doigt, un speculum, un pénis etc.). Dans ce type de vaginisme, la plupart du temps, la jeune femme à peu de connaissances relatives à son corps et au sexe. Elle ne sait pas représenter ses organes génitaux ou très brièvement, l'idée qu'elle se fait de son vagin est floue. Le vaginisme primaire est souvent la résultante d'une éducation sexuelle inexistante ou biaisée ou d'une éducation religieuse stricte. Il peut également venir d'un traumatisme vécu dans l'enfance comme une agression sexuelle, un geste mal placé, une agression physique ou verbale en rapport ou non avec le sexe de la jeune fille (harcèlement scolaire, parent violent, sexualité réprimée, excision, agression sexuelle, etc.) ou bien d'une homosexualité latente. Ces événements appelés « marqueur somatopsychique » sont encodés par le cerveau et sont enregistrés par le corps de la jeune fille, ce qui provoquera au moment de la tentative d'introduction dans le vagin une réponse du corps incontrôlable, inconsciente et incompréhensible sur le moment. Cette réponse du corps inopinée plonge la jeune femme dans des interrogations profondes. Pourquoi mon corps ne fait pas ce que je lui demande ? Mon vagin fonctionne-t-il correctement ? Suis-je normale ? Au moment de cette découverte, le cercle vicieux du vaginisme va s'installer et créer une appréhension future pour toutes les prochaines tentatives.

## TÉMOIGNAGE

Cas Chloé 20 ans : *Cela fait deux ans que je suis en couple et je n'ai toujours pas réussi à avoir de rapport avec pénétration, je suis toujours vierge. Je ne comprends pas pourquoi j'ai si mal, j'ai de la chance car mon partenaire est doux et patient mais je sens bien qu'il commence à en avoir marre. Je ressens du désir et de l'excitation, je n'ai pas de problème de lubrification mais au moment où nous tentons la pénétration je me referme. Je ressens que mes cuisses se resserrent, mon corps fait un mouvement de recul, j'ai peur, j'ai mal, j'ai chaud et commence presque à manquer d'air, je deviens parfois nerveuse. Il nous est même déjà arrivé de nous disputer en pleine action.*

Histoire la patiente : Chloé est la dernière de sa fratrie, ses deux grands frères ont 10 et 6 ans de plus qu'elle. La relation avec ses parents est plutôt bonne, sa mère est très proche d'elle, c'est sa « complice » et son père très protecteur « sa chouchoute », mère et fille ont leurs petits secrets. Chloé vit chez ses parents et poursuit des études de marketing, elle sort de temps en temps avec des amies et lorsqu'elle dort chez son copain elle « élabore tout un plan » avec sa mère pour que son père la laisse sortir le soir. Ses frères sont peu enthousiastes face à sa relation amoureuse, ils suivent le modèle du père et protègent leur petite sœur de manière plus défensive. La famille vit dans une petite ville où tout le monde se connaît, Chloé est « la sœur de » sous-entendu l'intouchable. Elle réussit à cacher sa relation durant presque un an, mais « *un jour je me suis fait griller par mon grand frère au parc, il m'a demandé de rentrer et a questionné mon copain, j'étais furieuse ce jour-là car j'ai eu honte, mes frères et mon père m'ont passé un savon, seule ma mère est intervenue pour dédramatiser* ». Son père ne l'a jamais frappé, ni elle ni sa mère mais il a été beaucoup plus dur avec ses frères, Chloé se souvient de disputes très violentes entre père et frères.

De manière très factuelle et sans entrer dans l'analyse poussée, nous sommes face à une patiente dont **le vaginisme est provoqué par la protection surdimensionnée des hommes qui l'entourent**. Pour avoir un moment d'intimité avec son copain, elle brave les interdits avec la complicité de sa mère et défie les exigences de ses frères et son père qui souhaitent contrôler ses pulsions « car tous les hommes sont des pervers » selon eux. Nous sommes face à un contrôle du corps à distance, et une incohérence familiale entre père et mère. Au moment du coït Chloé est partagée entre, oui je peux car ma mère autorise et non je ne peux pas car je vais décevoir mon père et mes frères. La pression que subit Chloé est due à la domination masculine de la maison. Pourquoi domination ? Parce qu'elle n'aurait pas besoin d'échafauder des plans en secret avec sa mère pour échapper à l'autorité. Perdre sa virginité revient à perdre les hommes de la famille. Les deux femmes défient les hommes dans l'ombre, la mère semble contrôler le contrôle masculin mais Chloé dans tout cela **n'a pas pu s'approprier son corps, elle est encore dépendante de l'objet maternel et paternel**. La mère contrôle les sorties de sa fille, les élabore selon son bon vouloir, n'hésite pas à lui faire du chantage, et contrôle également le père sous forme de manipulation, nous sommes face à une mère phallique (voir chapitre les étapes du développement psychosexuel) toute puissante. Chloé a besoin d'autonomie et de s'approprier son corps, son vaginisme primaire est l'illustration d'un déséquilibre entre son corps qui dit oui et son esprit qui dit Non. Après plusieurs séances en thérapie psychosomatique intégrative, Chloé a pu progressivement sortir de la dépendance maternelle et réparer son développement psychosexuel jusqu'alors perturbé. De cette manière elle a pu prendre connaissance de son corps en se le réappropriant et apprendre à en disposer sans ressentir le sentiment de culpabilité et de perte. Elle est sortie du vaginisme en quelques semaines.

## Le vaginisme secondaire

Le vaginisme est dit secondaire lorsqu'il est déclenché par un événement ou une situation particulière alors que la femme a déjà connu une sexualité épanouie avec pénétration. Elle se retrouve tout à coup bloquée face à une tentative de pénétration. Les situations qui peuvent mener à un vaginisme secondaire sont multiples. Elles peuvent être **physiques et /ou émotionnelles** telles qu'un accouchement, une césarienne, une agression sexuelle, corporelle ou verbale, un IVG, un cancer génital, des mycoses à répétition, (ou autres affections gynécologiques), ménopause ou encore une séparation, des disputes conjugales fréquentes, des violences conjugales, un deuil, un licenciement, etc.
Toutes ces situations peuvent toucher profondément une femme et impacter sa sexualité. D'autant plus pour une femme qui avait pour habitude d'avoir des rapports sexuels avec pénétration et qui se retrouve bloquée du jour au lendemain sans forcément connaître l'origine de son blocage. Elle plonge à ce moment-là dans une incompréhension et se retrouve face au « non » de son corps qui avait pour habitude de dire « oui ». Un mal-être peut s'installer et impacter sa vie de couple. N'oublions pas que le corps et le cerveau vivent les événements conjointement. **Le vaginisme peut toucher chaque femme tout au long de sa vie**.

## TÉMOIGNAGE

Nathalie 37 ans, me consulte quelques mois après son accouchement pour des séances de sophrologie et psychosomatique autour de ses « problèmes féminins ». Durant la grossesse elle a contracté des mycoses à répétition qui ont entravé sa libido. L'accouchement s'est déroulé sous péridurale, par voie basse, et après 24 heures de travail s'est soldé par une épisiotomie. Le temps de cicatrisation lui a été particulièrement douloureux. Près de 6 mois après avoir accouché elle ne peut toujours pas avoir de rapport avec pénétration ni mettre de tampon. Elle m'explique qu'elle a mal à l'entrée du vagin, elle ressent un pincement très douloureux « *comme une barre qui bloque* ». Elle consulte son gynécologue qui lui confirme que tout est normal, qu'il ne voit pas d'affection physique et qu'il faut se donner un peu de temps. Nathalie a suivi un parcours PMA, elle me rapporte que « *Son vagin était un terrain médical plus qu'un terrain de jeux* ». Le couple a toujours eu une sexualité épanouie mais durant la grossesse le partenaire de Nathalie refusait d'avoir des rapports pénétrant pour « ne pas déranger le bébé », s'en sont suivies les mycoses et l'épisiotomie. Lorsque j'aborde la piste du vaginisme secondaire Nathalie parait surprise car elle ne connaît pas ce trouble de la sexualité. J'ai posé un mot, celui du vaginisme sur ses maux. Nathalie peut à présent penser son vaginisme. Nous effectuons des séances de sophrologie en incluant les exercices de Kegel et travaillons sur les traumatismes psychiques de sa zone pelvienne.

Nathalie s'est mise à distance de son vagin depuis le début du parcours PMA, elle s'est déconnectée de son corps et a désinvesti progressivement ses organes sexuels de libido sexuelle. Son conjoint n'a pas aidé en refusant tout contact pénétratif, bien au contraire il a inconsciemment participé au processus du vaginisme. La zone vaginale est tombée dans l'ombre, l'épisiotomie est venue lui rajouter une dimension traumatique et émotionnelle supplémentaire après l'accouchement. Ici nous sommes face à la faille narcissique (celle de ne pas pouvoir enfanter naturellement) du couple qui a poussé Nathalie et son mari à préserver la grossesse des rapports avec pénétration par peur de perdre le bébé. Nathalie a besoin de réparation psychique et physique, son vagin, sa sexualité et son état d'esprit sont mis à mal. Elle vient d'avoir un bébé et semble en dépression post-partum. Je l'accompagne en périnatalité et l'oriente vers une gynécologue et un ostéopathe. Une reprise de son épisiotomie est réalisée. Deux points de sutures (que les gynécologies appellent le point du mari) visiblement trop serrés ont fait pression sur les chairs et créent des adhérences cicatricielles responsables de son vaginisme. Après un temps de cicatrisation, de rééducation périnéale et de séances psycho-corporelle Nathalie a retrouvé son corps ainsi qu'une sexualité comparable à celle qu'elle avait auparavant.

## La découverte du vaginisme

La découverte du vaginisme va se faire seule ou avec le partenaire. Souvenez-vous de votre incapacité à introduire un tampon avant d'aller à la piscine, de l'examen gynécologique qui n'a pas pu aboutir ou de ce moment magique sous la couette qui s'est soldé par un échec de la pénétration.
Pour mettre le terme « vaginisme » sur la sexualité il faut déjà en parler, que ce soit avec le partenaire, une amie, le gynécologue ou une sage-femme. Bien des femmes ont tenté de trouver la solution à leur problème en se ruant sur internet. Elles y ont trouvé la dyspareunie, la vulvodynie, l'endométriose, etc. , sans pour autant se reconnaître à 100 % dans les symptômes. Certaines d'entre elles se sont même convaincues qu'elles étaient frigides ou atteintes d'un cancer. Cela démontre tout le désarroi qu'elles ressentent. Si vous tenez ce livre c'est que vous avez la chance d'avoir pu mettre en mot votre problème mais ce n'est pas le cas de toutes.
Une personne peu renseignée sur le sujet dira que « c'est dans la tête » ou encore « tu es chochotte ».

« Linda, 22 ans, demande conseil auprès de sa mère. Elle lui expose le fait qu'elle n'arrive pas à avoir de rapport avec pénétration, qu'elle a très mal et qu'elle a désormais peur au lit. Sa mère lui répondra « il s'agit d'un mauvais moment à passer, serre les dents et prends sur toi. » »

Bien que le vaginisme soit un trouble de la sexualité féminine, il impacte également le partenaire.

## Le partenaire

Si la femme est désemparée de ne plus pouvoir contrôler son propre corps, le partenaire peine bien souvent à y voir clair également. Le couple est alors remis en question.
Qu'en est-il du côté du partenaire ? Dans certains cas, le partenaire peut lui-même en venir à remettre sa sexualité en cause et se remettre en question plus largement quant à son comportement, sa manière d'aborder les rapports ou la compatibilité sexuelle du couple. Une femme atteinte de vaginisme primaire choisira un homme plutôt timide, avec parfois des difficultés de confiance en lui dans le domaine sexuel, voire qui présentera des troubles de l'érection, en somme un homme qui ne pourra pas accomplir ce que la femme craint. C'est pour cette raison, que le couple ainsi constitué autour du symptôme, et vivant une relation érotique satisfaisante, ne viendra consulter que lors du désir d'enfant. [6]
Dans d'autres cas, il peut totalement se braquer et remettre la faute sur sa partenaire voire se mettre en colère. C'est la douche froide, il fait culpabiliser sa partenaire et la rend responsable de cette situation. Le problème ne peut pas venir de lui et vient forcément d'elle ! Il a probablement déjà eu d'autres expériences où ce problème ne s'était jamais présenté.
À ce moment précis, vont se mêler divers questionnements. La femme s'en veut dans un premier temps de ne pas avoir réussi à avoir de rapport avec pénétration et culpabilise instantanément. Non seulement elle essaye de comprendre ce qui lui arrive mais en même temps elle pense à son partenaire et se demande s'il voudra continuer la relation

6. Magazine « sage-femme » N°25 dossier vaginisme

avec elle ou si elle arrivera un jour à avoir un rapport avec lui.

Marine, 26 ans : « Au moment de la première tentative qui a abouti à un échec, je me suis dit que ce n'était peut-être pas le bon jour, le bon moment, que nous avions eu une dure journée. Je me dis, que ce n'est pas grave, ce sera pour une prochaine fois. Mais lorsque j'ai tenté à nouveau, mon corps n'était pas décidé à s'ouvrir. J'insiste car je suis prête à avoir ce rapport mais la douleur me gagne. Des sensations de brûlures, de pincement aigu, apparaissent et la douleur devient de plus en plus intenable. Mes cuisses se resserrent sur celles de mon partenaire, je suis crispée et craintive. Mon partenaire cherche alors à me rassurer, à être doux. Mais rien à faire, il se heurte à un mur. J'ai abandonné. »

Même si le vaginisme est un parcours personnel, le partenaire reste un pilier dans la résolution de ce trouble. La communication devient primordiale dans cette situation. Évoquer ses ressentis est la clé pour vivre au mieux sa sexualité. Chacun des membres du couple a besoin d'être rassuré. Si certains hommes peuvent se braquer et remettre la faute sur la femme, d'autres vont essayer de comprendre et d'aider leur partenaire à surmonter cette épreuve. En effet, combien de femmes ont rapporté une rupture à la suite de leur vaginisme qui n'a pas pu être soigné à temps ? Combien de mariages ont dû être rompus du fait qu'un enfant n'était pas arrivé au bout de quelques années ? Les femmes vaginiques ont la double peine, elles vivent leur échec à travers leur partenaire et à travers l'entourage, la société. Ce sujet encore tabou ne leur permet que trop rarement d'expliquer cette situation et exprimer leurs ressentis.

## TÉMOIGNAGE

Julie, 19 ans est atteinte de vaginisme primaire et en couple depuis 8 mois. Elle me consulte et durant la première séance elle se dévalorise complètement *« je viens vous voir parce que mon copain m'a dit que j'avais un problème psychologique avec le sexe, je suis folle, à chaque fois que nous essayons d'avoir un rapport je me mets à trembler et mon vagin ne s'ouvre pas j'ai peur qu'il me le quitte pour une autre si je ne lui offre pas ma virginité, je me sens nulle. Avec mon ex c'était la même chose et il a fini par me quitter.* »
Julie est l'aînée d'une fratrie recomposée de 4 enfants, ses parents ont divorcé lorsqu'elle avait 5 ans, elle vit depuis chez sa mère avec un beau-père « *alcoolo dépressif* » et voit son père « *quand il est dispo le week-end* ». Julie décrit sa mère comme « *larguée* » et son père comme un homme « *agressif et impulsif* ». Lorsque j'allais chez mon père c'était infernal « *il ne s'occupait pas de moi et me gueulait dessus pour rien, quand il s'est marié c'était encore pire. Ils faisaient tout pour que je me sente de trop ces deux cons.* » Son adolescence est marquée par le harcèlement au collège, le cannabis et un diplôme d'esthétique obtenu avec mention. Très jolie, elle attire les garçons et en joue « *avant j'étais grosse, la copine moche du groupe* ».

La relation amoureuse qu'elle entretient depuis peu avec son nouveau partenaire ne semble pas si idyllique qu'elle le prétend. Le couple se voit principalement le soir, dans la voiture et de préférence garée dans un endroit avec peu de passage. Ils se sont vus quelques fois à l'hôtel mais Julie me confie ne pas avoir été à l'aise. Leurs rendez-vous amoureux sont imprégnés d'envies sexuelles de la part du partenaire et d'envies de relation stable du côté de Julie. J'ai l'impression qu'il y a un décalage au niveau des attentes de chacun. Julie semble très éprise voire sous emprise de ce garçon qui la fait exister en tant qu'être désirable et suscitant de l'attention. En plus de la thérapie psychocorporelle le travail thérapeutique que je lui propose s'oriente vers ses carences affectives et son mode d'attachement. Sa relation s'est essoufflée près d'un mois plus tard laissant Julie dans une culpabilité énorme. Son vaginisme a encore frappé. Comme pour tout protocole d'accompagnement du vaginisme je l'invite à se procurer un kit de dilatateur vaginal afin d'aider à conscientiser sa zone vaginale jusqu'alors jamais explorée. Nous effectuerons un travail psychosomatique intégratif autour de ses carences affectives Elle réussira seule à aller jusqu'au 3 ème palier en quelques séances et intégrer une image neurosensorielle à son schéma corporel.

**Le rôle du partenaire en cas de vaginisme est très important**. Il est essentiel qu'il soit compréhensif, patient, soutenant et qu'il ne se montre pas pressant afin de respecter les limites et les besoins de la femme atteinte de vaginisme. Il peut également aider en encourageant la communication ouverte, en créant un environnement sûr de confiance permettant à la femme vaginique de se sentir à l'aise, d'exprimer ses préoccupations et ses peurs. Il peut également l'accompagner durant les différentes étapes du traitement, y compris la thérapie sexuelle, la relaxation et les exercices de dilatation.

De manière générale, le partenaire doit être un soutien positif et aimant pour aider la femme atteinte de vaginisme à surmonter ses difficultés et à progresser vers une sexualité épanouissante. Un homme peu à l'écoute, brute et sans remise en question ne fera qu'empirer les symptômes du vaginisme. Les relations sexuelles doivent se baser sur le consentement mutuel, le respect, l'égalité des partenaires et l'absence de tout rapport de pouvoir. Il s'agit de promouvoir des relations sexuelles saines et épanouissantes, où chacun des partenaires participe de manière égale et libre à l'acte sexuel.

## Un trouble longtemps tabou

L'errance médicale concernant le vaginisme est fréquente en raison de la méconnaissance de ce trouble, certains professionnels de santé posent parfois de mauvais diagnostics pouvant aller jusqu'à la chirurgie. En effet, le vaginisme est souvent confondu avec d'autres troubles psychologiques ou sexuels comme la dyspareunie, la vulvodynie ou encore l'hypertrophie hyménéale. Il est souvent passé sous silence des patientes par honte et peur du jugement. Nous avons vu comment le vaginisme a traversé l'histoire. Son parcours pour arriver jusqu'à nous aujourd'hui n'était pas une mince affaire. Le vaginisme réfère aux parties intimes de la femme qui attirent autant qu'elles effraient les hommes ;

La sexualité féminine restera longtemps un sujet tabou, la femme sera réduite durant des siècles à une condition reproductrice et réductrice. En 1804, **le Code civil institutionnalise l'infériorité de la femme** qui « *doit obéissance à son mari* ».

On se concentrera plus souvent sur le plaisir au masculin en occultant le désir féminin, désir réduit à l'état de réceptacle des pulsions sexuelles masculines phallocentrées. La pénétration encore et toujours la pénétration, Janine Chasseguet-Smirgel, parle **de pulsions réceptives féminines** [7], plus acceptables que la notion de pénétration qui reste un concept masculin.

Même si certaines femmes audacieuses comme S. De Beauvoir, S. Weil, H. Deutsch et autres se sont penchées sur le sujet de la sexualité féminine, le contexte économique et social ne le permettait pas ou peu. Après les guerres

7. Florent Poupart, Gérard Pirlot - Réceptivité et féminin dans les deux sexes - Dans Revue française de psychanalyse 2014/4 (Vol. 78), pages 1120 à 1135

mondiales (rappelons que ce sont les femmes qui ont tenu les pays pendant que les hommes étaient au front) le statut de la femme s'est vu évoluer. Ne pouvant nier l'utilité de la femme autre que dans la cuisine, les hommes ont dû accepter sans grande unanimité que la gent féminine existe, qu'elle a des droits et qu'elle étouffe sous la cloche patriarcale. Elles obtiendront ainsi certaines libertés comme la contraception en 1967 et l'IVG en 1975.

**Quelques dates clés :**

**Sous la IIIe République :** les femmes bénéficient d'avancées civiles comme l'accès à l'instruction. La Première Guerre mondiale démontre qu'elles sont indispensables au bon fonctionnement de l'économie.
**9 avril 1945 :** Les femmes votent en France pour la première fois lors des élections municipales.
**27 octobre 1946 :** L'égalité entre hommes et femmes est inscrite dans le Préambule de la Constitution (alinéa 3) : « La loi garantit à la femme, dans tous les domaines, des droits égaux à ceux de l'homme. »
**1956 :** Création de « la Maternité heureuse », mouvement de femmes en faveur du contrôle des naissances. Il devient le Mouvement français pour le Planning familial (MFPF) en 1960. Le Planning familial a pour objectif l'éducation sexuelle, la lutte pour le droit à la contraception et à l'avortement.
**13 juillet 1965 :** La loi portant réforme des régimes matrimoniaux modifie le régime légal du mariage du couple se mariant sans contrat : les femmes peuvent gérer leurs biens propres et exercer une activité

professionnelle sans le consentement de leur mari.
**28 décembre 1967 :** La loi Neuwirth autorise la contraception. Les décrets d'application ne sont publiés qu'en 1971.
**4 juin 1970 :** La loi relative à l'autorité parentale modifie le Code civil et substitue l'autorité parentale conjointe à la puissance paternelle : « les deux époux assurent ensemble la direction morale et matérielle de la famille ».
**22 décembre 1972 :** Une loi pose le principe de l'égalité de rémunération entre les hommes et les femmes.
**Mai 1974 :** Simone Veil est nommée ministre de la santé. Les cinq autres femmes au gouvernement de Jacques Chirac, entre 1974 et 1976, sont secrétaires d'État.
**Juillet 1974 :** Création du secrétariat d'État à la condition féminine.
**17 janvier 1975 :** Promulgation de la loi autorisant l'interruption volontaire de grossesse (IVG) dite « loi Veil », adoptée pour une période de 5 ans
**11 juillet 1975 :** La loi portant réforme du divorce autorise le divorce par consentement mutuel.
**31 décembre 1979 :** La loi sur l'IVG rend définitives les dispositions de loi de 1975 et supprime notamment certaines entraves à la réalisation de l'IVG, concernant les modalités d'accord du médecin et l'accueil dans les services hospitaliers.
**23 décembre 1980 :** La loi relative à la répression du viol et de certains attentats aux mœurs donne une définition précise du viol et le reconnaît comme un crime : « Tout acte de pénétration sexuelle, de quelque nature qu'il soit, commis sur la

personne d'autrui, par violence, contrainte, menace ou surprise, est un viol ».
**8 mars 1982 :** Première journée nationale des droits des femmes.
**13 juillet 1983 :** La loi Roudy établit l'égalité professionnelle entre les femmes et les hommes.
**17 juillet 1984 :** La Cour de cassation reconnaît pour la première fois le viol entre époux en instance de divorce.
**23 décembre 1985 :** Loi n° 85-1 372 du 23 décembre 1985 relative à l'égalité des époux dans les régimes matrimoniaux et des parents dans la gestion des biens des enfants mineurs.
**11 mars 1986 :** Une circulaire du Premier ministre recommande la féminisation des noms de métiers, fonctions et grades dans l'Administration et les textes officiels.
**5 septembre 1990 :** Un arrêt de la Cour de cassation reconnaît pour la première fois le viol entre époux.
**4 mars 2024 :** Inscription du droit à l'Interruption Volontaire de Grossesse (IVG) dans la constitution Française.

Comme vous avez pu le constater, nos grands-mères se sont battues à contre-courant et nous ont laissé un héritage féminin bien plus égalitaire qu'auparavant. Mais la sexualité était un sujet tabou. Après avoir passé des années au placard, le sujet du plaisir féminin fait son entrée, mais il faudra tout de même attendre 1948 les travaux d'Alfred Kinsey [8] qui souhaite que la sexualité non reproductrice sorte du champ psychiatrique (sexualité hors

8. Alfred Kinsey prend pour objet le plaisir – qu'il mesure par l'orgasme – et non plus la reproduction. La sexualité se détache ainsi d'un modèle biologique pour rejoindre une vision démocratique.

grossesse), il révèle au monde occidental une sexualité de la vie quotidienne qui était jusqu'alors sévèrement méprisée. Les deux sexologues Master et Johnson vont s'inspirer de ses travaux et développer la première étude réellement scientifique de la sexualité humaine. Ces travaux vont permettre la compréhension de la réponse sexuelle, du dysfonctionnement sexuel et des troubles liés à la sexualité comme le vaginisme. Ils vont permettre en 1960 de comprendre les mécanismes de la sexualité, et lever le tabou sur le plaisir féminin.
Nous avons cherché le clitoris dans les manuels d'anatomie et de sciences mais nous n'avons rien trouvé. Pourquoi une telle omerta ? Toutes les femmes sont pourtant dotées de cet organe du plaisir. Durant des siècles il va être fortement négligé par les anatomistes masculins. Il faudra attendre le XXe siècle pour qu'il soit mis en lumière et dédiabolisé par les hommes. Sa redécouverte va révolutionner le monde de la sexualité féminine.

Ce qu'il faut retenir :
Le vaginisme a d'abord été prêté à un problème de femme dites « hystériques » puis, les recherches sur la sexualité féminine au fil du temps ont permis en premier lieu de mieux comprendre l'anatomie du corps féminin. Il est souvent découvert lors du premier rapport sexuel pour le primaire, ou apparaît après un traumatisme pour le secondaire. Ce trouble remet en question la sexualité de la femme qui en est atteinte mais également le couple dans son entité. Le partenaire vit le vaginisme aussi et peut avoir différentes réactions face à ce dernier.
La découverte du plaisir sexuel féminin avec la reconnaissance du clitoris comme organe du plaisir n'a que 60 ans sur l'échelle de l'humanité mesdames.

Mieux vaut tard que jamais après tout… Dans un second temps la dimension psychologique apportée par Freud et ses compères permettent de comprendre qu'il n'est pas qu'une simple contraction musculaire. Enfin, avec les travaux de Master and Johnson, les aspects émotionnels et relationnels deviennent un axe supplémentaire et central dans l'expérience de la sexualité féminine. Le vaginisme est par conséquent un trouble de la vaginalité qui allie les dimensions psychologiques, émotionnelles et physiologiques.

## La pulsion

Lorsque l'on aborde la sexualité on ne peut pas faire l'impasse sur la pulsion sexuelle. Nous sommes des êtres pulsionnels depuis notre naissance, mais un nouveau-né est dénué de pulsions sexuelles. Revenons sur l'origine des pulsions qui proviennent du système nerveux central et qui composent notre système psychique et voyons comment elles se transforment en pulsions sexuelles.

La pulsion est avant tout corporelle, elle se situe sur le versant du psychique et le versant du somatique, elle est une force biologique qui émane de nous sans que nous en ayons forcément conscience. Elle cherche à satisfaire un besoin mais surtout atteindre son but. Au départ d'une pulsion il y a l'excitation, nous parlons ici d'excitation non sexuelle, en effet la soif ou encore la faim sont des excitations corporelles qui imposent au psychisme de mettre en œuvre un travail le reliant aux exigences du corps afin de retrouver une homéostasie correcte (l'homéostasie correspond aux réglages biologiques normaux du corps, un équilibre entre pulsions et corps).

Freud a été le premier à théoriser les pulsions, dans « pulsions et destin des pulsions » il nous informe que *la pulsion est donc ce qui sépare le dedans du dehors, dont la source d'excitation est interne, une force constante, dont il est impossible de venir à bout par la fuite.* Il se réfère ici au modèle biologique de tout un chacun, à la tendance du système nerveux central à maîtriser les excitations internes, à les ramener au niveau le plus bas possible, processus qui est tout autre en ce qui concerne les pulsions émanant d'excitations externes [9]. Par exemple, si vous avez

9. S.Freud – Pulsions et destin des pulsions – Payot 2012 p15

soif, l'excitation provient de votre corps et vous pousse à trouver un moyen pour vous hydrater afin de rétablir l'équilibre que votre système nerveux réclame.

La pulsion fait l'objet de controverse encore aujourd'hui, est-elle instinctive comme pour les animaux ? La faune que nous connaissons agit par instinct de survie et de reproduction. La tortue qui effectue des milliers de kilomètres pour pondre ses œufs sur la même plage chaque année n'a pas conscience de ce qu'elle fait, c'est inscrit dans son instinct. En ce sens nous pouvons dire que manger, boire et se reproduire est instinctuel chez l'être humain mais pas seulement. En effet, chez l'homme la pulsion est une poussée qui dépasse l'instinct, notre cerveau est bien plus complexe que chez les animaux car nous avons tout un système de pensée et sommes dotés de notre libre arbitre. Si manger était instinctif il n'y aurait pas de trouble de l'alimentation chez les humains, certaines personnes mangent leurs émotions et donc leurs pensées jusqu'à devenir obèses alors que d'autres peuvent devenir anorexiques. Nous pouvons dire à partir de cela qu'il existe deux types de pulsions : la pulsion de vie et la pulsion de mort.

Parmi les pulsions de vie nous retrouvons les pulsions d'autoconservations et pulsions sexuelles. Ces pulsions sont du côté de la vie, des forces psychiques de liaison qui visent à l'apaisement, et limite la pulsion de mort.

Parmi les pulsions de mort nous retrouvons tout acte destructeur qui tend à nuire à soi ou l'autre. Ces pulsions visent à détruire la pulsion de vie pour atteindre ce que l'on appelle le principe de Nirvana [10], c'est-à-dire, l'annihilation de toutes tensions internes, à savoir la destruction puis la mort.

10. Concept psychanalytique élaboré par Barbara Low et reprit par Freud pour expliquer le fonctionnement psychique.

Revenons désormais sur la pulsion sexuelle, c'est donc une pulsion de vie qui vise à la reproduction, donc à l'autoconservation ainsi qu'au plaisir qui mène à l'apaisement. Or, la pulsion sexuelle de l'adulte, donc investie de libido sexuelle, trouve son origine chez l'enfant qui lui, n'a pas de libido sexuelle. Quesako ?

La pulsion sexuelle de l'enfant se transforme en pulsion sexuelle de l'adulte à travers un processus de maturation et de développement psychologique. Attention, lorsque nous parlons de pulsion sexuelle chez l'enfant il ne s'agit en aucun cas de libido sexuelle ni de plaisir sexuel au sens de la sexualité adulte. Le processus de maturation sexuelle de l'enfant est décrit quelques chapitres plus loin. Pour que la pulsion sexuelle soit, il faut qu'elle passe par différentes phases du développement de l'enfant :

1 : La phase orale (de la naissance à 18 mois) : les interactions de l'enfant avec le monde se font principalement par la bouche.

2 : La phase anale (de 18 mois à 3 ans) : l'enfant commence à apprendre le contrôle des sphincters et à explorer son propre corps.

3 : La phase phallique (de 3 à 6 ans) : l'enfant développe un intérêt pour ses organes génitaux, entre dans la phase œdipienne et commence à identifier son genre.

4 : La phase génitale à partir de la puberté : l'adolescent affine son identité sexuelle et expérimente la sexualité.

Arrivé à l'âge adulte la pulsion sexuelle infantile s'est transformée, s'est déplacée sur les organes génitaux et a été investie de libido sexuelle ou envie sexuelle. Si nous reprenons la définition de la pulsion, nous pouvons dire que la pulsion qui pousse à avoir un rapport sexuel, oral, anal ou génital est une force qui émane de notre corps par des stimulus internes mais aussi externes tels que des images, des sons ou des interactions du partenaire. Il est important de noter que la manière dont une personne gère et exprime ses pulsions sexuelles dépend de ses valeurs, de son éducation et de ses expériences passées. Une femme atteinte de vaginisme a des pulsions sexuelles mais altérées par les douleurs, la peur... Plusieurs facteurs biologiques ou psychologiques peuvent également altérer la pulsion sexuelle comme vous pourrez le constater dans les chapitres suivants.

## Comprendre les mécanismes psychiques de la sexualité des premiers temps.

Pourquoi psychique ? Car la sexualité n'est pas quelque chose d'innée, un bébé par exemple n'a pas conscience de son corps sexué. Le petit garçon de même que la petite fille ne savent pas non plus comment on fait les bébés, chacun à son sexe, « un zizi » et « une zézette » mais aucun des deux ne sait encore à quoi cela sert si ce n'est à uriner. Les pulsions de libido sexuelle n'existent pas encore.
En grandissant les enfants vont explorer leur corps. Les petits garçons vont constater que leur pénis est tout dur au réveil ou bien que l'on peut jouer avec dans le bain, leur anatomie sexuelle est apparente et rend la conscientisation de l'appareil sexuel plus facile que pour la petite fille. Elle, en revanche va ressentir des sensations plus discrètes au niveau du clitoris et /ou du vagin que l'on appelle « sensations vaginales précoces [11] ». Ces sensations se manifestent par des petites contractions ou « *des chatouilles* » qui parfois peuvent générer de l'inconfort chez la petite fille, car elle ressent du dedans des choses qu'elle ne voit pas. On peut noter qu'à ce moment-là de la petite enfance les organes sexuels ne sont pas encore investis de libido sexuelle.
Après un long cheminement d'éducation parentale et de croissance physique psychologique et hormonale s'ensuit l'adolescence. La période où les hormones, la découverte de son corps et du sexe sont les plus prépondérants. Les ados vont progressivement se détacher de leurs parents, construire leur propre identité et affiner leur

11. Ruth Mack Brunswick & Jeanne Lampl-de Groot : préœdipien, tendance active, féminité et féminin Joël Bernat Dans Topique 2022/2 (n° 155), pages 93 à 107

sexualité. Tous ces processus depuis l'enfance s'appellent **la maturation psychosexuelle**. Passer d'un corps non psychisé de bébé à un corps sexualisé d'adulte.

## « Ce que nous dit la psychanalyse sur la maturation psychosexuelle de la jeune fille. »

Pour Freud, la libido est toujours masculine. « Un seul et même appareil génital - l'organe mâle - est fondamental pour rendre compte de l'économie sexuelle infantile des deux sexes ». Pour lui, la petite fille est un alors un petit homme, le clitoris est comme un pénis tronqué, plus petit, « *un reliquat embryologique* », « *une zone érogène semblable à celle que l'on trouve dans le gland* » dira-t-il. Ainsi, le petit garçon se procure des sensations de plaisir non chargées de libido sexuelles avec son pénis et la petite fille avec son « petit pénis » à savoir son clitoris. Freud exclut la connaissance du vagin, mais il apparaît aux femmes psychanalystes comme Karen Horney, Mélanie Klein et J. Müller ainsi qu'à Ruth M. Brunswick que la petite fille éprouve des sensations vaginales précoces ainsi qu'une connaissance inconsciente de sa zone vaginale. Il n'est pas rare qu'une petite fille se plaigne de sensation bizarre entre ses jambes ou dorme à califourchon avec sa couette.

## Comment la fillette accède-t-elle alors à la sexualité d'une jeune femme ?

Nous avons vu que la fille passe par plusieurs phases pulsionnelles avant d'accéder à la maturation psychosexuelle. L'environnement dans lequel elle vit façonne la confiance qu'elle va porter sur elle-même, son corps et ses futures relations. Mais pour accéder à une sexualité d'adulte, il lui faut passer par ce que l'on appelle le complexe d'Œdipe, dénommé complexe d'Électre pour la fillette. Avant de rentrer dans le vif du sujet voici quelques notions concernant l'objet d'amour premier, à savoir la mère. Si vous vous posez la question pourquoi la mère et pas le père ? Et bien parce que la mère est celle qui porte l'enfant en elle, lui accorde théoriquement le plus de soins durant les premières années de vie, et devient le modèle identificatoire de sa fille. L'objet père n'est pas une fonction d'identification pour la fillette, la relation au père arrive après certains processus primaires.

**Focus sur la mère phallique !**
Cela peut être une mère qui contrôle tout, sévère et/ou colérique ce qui la rend parfois imprévisible et pulsionnelle. Elle est persuadée que son enfant ne peut pas se débrouiller tout seul, elle fait à sa place et ne lui laisse pas d'autonomie, elle est envahissante et fermée au dialogue et aux changements.
*A contrario*, une mère qui sous couvert d'un amour débordant va devenir intrusive, ultra-protectrice, donner son avis sur tout et ainsi contrôler pour le « bien » de son enfant ses faits et gestes, de cette manière elle ne laisse pas non plus de place

à l'autonomie. La mère phallique décide et fait à la place de son enfant devenu adulte.
Par exemple, une fille qui appelle sa mère plusieurs fois par jour pour lui raconter tel ou tel évènement cherche l'approbation ou les conseils maternels qui ne résonnent pas en elle. Elle a besoin de consulter sa mère comme une enfant car elle ne sait pas comment faire et comment penser par elle-même. A contrario, il se peut que pour éviter cette mère phallique, la fille prenne ses distances et déménage loin pour éviter un certain contrôle. L'éloignement géographique est souvent le signe d'une envie d'autonomie par rapport à une mère phallique.
**Maintenant focus sur la mère génitale !**
C'est une mère « juste suffisamment bonne », (concept développé par D. Winnicott) ce n'est pas non plus celle qui dit oui à tout, elle pose un cadre, aide son enfant à « faire comme » par exemple la méthode Montessori, c'est une mère prévisible, elle frustre son enfant mais tout en justesse et lui permet ainsi l'accès à l'autonomie. La mère juste suffisamment bonne est une mère génitale qui permet une identification sécurisante à l'objet maternel et raisonne comme une petite voix rassurante à l'intérieur de soi arrivé à l'âge adulte.
**Rappelons ce qu'est l'objet en psychanalyse**
L'objet correspond à la figure d'attachement, ici nous parlons d'objet dans le sens de la fonction maternelle et paternelle on pourrait également dire objet d'attachement ou d'amour. En réalité, les psychanalystes insistent sur le « Nom du père » mais **l'objet premier est toujours la Mère** ou figure maternelle.

Cette question donc de la sexualité génitale a été reprise par le Pr. Stora. Selon lui, la fillette qui devient une jeune fille doit cumuler deux zones érogènes [12] (le clitoris et le vagin) et changer d'objet d'amour, elle passe de sa mère à son père en grandissant, alors que le petit garçon lui conserve la même zone érogène (le pénis) et le même objet (sa mère).

Il faut savoir que le premier objet d'attachement de la petite fille correspond à **la mère phallique** des premiers instants de la vie, elle contrôle la fonction orale, anale, sphinctérienne du bébé il s'agit ici d'une mère toute-puissante qui ne permet pas à la fillette de disposer de son corps et de s'identifier à elle, c'est une rivale œdipienne. Rappelons-nous combien de petites filles se sont déguisées en « mini-maman » et ont voulu se marier avec leur père ?

Pour que le changement d'objet se fasse de la mère au père, la petite fille doit pouvoir s'identifier à une mère génitale plutôt que phallique. C'est-à-dire que la petite fille doit pouvoir s'identifier à une mère moins contrôlante qui lui laisse de l'espace, participe à son autonomie et la rassure pour pouvoir déplacer son amour sur l'objet père (ou figure d'attachement paternelle). De cette manière la petite fille passe son 1er œdipe, elle peut commencer à avoir une autonomie, prendre ses distances, aller vers le choix d'autres objets d'amour à l'adolescence et entrer dans une phase de transition (période de latence freudienne) pour accéder à la génitalité et donc à la sexualité.

> La note de l'expert : Les craintes liées à la toute-puissance de la mère phallique prégénitale impliquent une fixation de la fille dans son développement psychosexuel (la mère phallique contrôle le corps de sa fille) L'identité féminine

12. J.B. Stora – L'être humain est une unité psychosomatique – p 126

repose sur la complétude narcissique qui ne peut être atteinte si la mère prégénitale phallique continue de se manifester. La petite fille redoute alors l'appropriation du pénis qui est perçue comme propriété inaccessible de la mère phallique ayant un pouvoir de dislocation interne.

**Le changement d'objet chez la petite fille se fait également parce que son corps se modifie, elle devient une adolescente. Cette phase de transition ou de latence chez Freud est en réalité une période consacrée au système hypothalamique qui met en moyenne 7 à 8 ans pour développer les organes sexuels [13] ; durant cette phase c'est le cerveau qui est majoritairement à l'œuvre.**

La maturation physiologique et psychique de la sexualité féminine est un long chemin parsemé d'embûches, si la mère phallique (toxique) continue de se manifester, elle représente un obstacle pour la maturation psychosexuelle. La jeune fille n'a pas accès à son corps et encore moins à la sexualité dite « normale », elle a du mal à prendre son autonomie et peut être susceptible de développer une névrose d'identité féminine, des somatisations comme des troubles de la vaginalité comparable au vaginisme.

Attention à ne pas comprendre le terme « normale » par une sexualité où la pénétration est primordiale, les troubles sexuels sont nombreux et la « norme » veut que l'on garde comme tout mammifère un instinct de préservation de l'espèce. Même si l'on peut avoir une grossesse par d'autres moyens que la pénétration (insémination, FIV etc.) la majorité du genre humain a des rapports sexuels avec pénétration par pulsion d'autoconservation mais surtout

13. Ibid p162

par plaisir.
Même si la maturation sexuelle est un long cheminement elle ne veut pas dire que la femme qui souffre de vaginisme est immature, on pourrait dire « croissance sexuelle » pour faire court et simple. Il se peut que cette croissance biologique et psychique soit altérée par l'entourage et l'environnement de la patiente (comme une fonction maternelle phallique, violence au sein du couple parental, des abus sexuels, etc.) mais aussi par les traumatismes dans son parcours de vie.

# Les causes et conséquences du vaginisme

Les symptômes du vaginisme (qu'il soit primaire ou secondaire) sont souvent les mêmes, mais les causes directes ou sous-jacentes de ce dernier sont à étudier au cas par cas.
La stratégie thérapeutique ne sera pas la même pour une femme qui souffre d'un vaginisme secondaire post-accouchement que pour une femme atteinte de vaginisme primaire. Il est primordial de prendre en considération de manière conjointe les dimensions physiologiques et psychiques de la patiente. Nous ne pouvons pas dissocier le corps de l'esprit car l'être humain est une unité psychosomatique composée de plusieurs sous-systèmes qui interagissent les uns avec les autres pour assurer l'équilibre entre la psyché et le soma. (Théorie des cinq systèmes [1]) Parmi ces systèmes régis par le cerveau nous comptons :
**-Le système nerveux**
**-Le système immunitaire**
**-Le système endocrinien**
**-Le système psychique**
**-Le génome et d'épigénétique**

Chacun de ces sous-systèmes joue un rôle crucial dans le fonctionnement global de l'individu et son interaction avec son environnement. Jean Benjamin Stora, a notamment

1. L'hypothèse de la psychosomatique intégrative consiste à relier plusieurs niveaux du vivant, les organes et les fonctions somatiques au fonctionnement de l'appareil psychique ... en d'autres termes le modèle des cinq systèmes ... Considérer que l'unité psychosomatique est le résultat de l'intégration de deux processus du vivant le processus d'intégration neurale et le processus de maturation psychosexuel. Ils ne peuvent être isolés l'un de l'autre car leur intégration au cours des 20 premières années de vie aboutit à la création d'organisations somatopsychique ou psychosomatiques nous permettant de comprendre que l'on ne peut isoler l'esprit du corps. il s'agit d'un tout : on pense avec son corps. JB Stora *'L'hypothèse de la psychosomatique intégrative* » dans : l'être humain est une unité psychosomatique p22

étudié la relation entre la psyché et le corps en passant par la médecine et les neurosciences, mettant en lumière l'importance de prendre en compte l'aspect psychologique dans le traitement des troubles biologiques et vice versa. Il a souligné l'interdépendance des différents sous-systèmes de l'être humain et leur influence réciproque sur la santé et le bien-être physique et mental.

# Et du côté cérébral comment cela se passe ?

Nous avons vu que la pulsion est une poussée qui tend vers un but précis, vous verrez au travers de ce livre que nous ne pouvons dissocier le cerveau du corps. Nous n'avons jamais vu un cerveau marcher dans la rue sans le corps qui va avec n'est-ce pas ? Il est inutile de vous faire un cours de neurosciences, nous allons donc éviter de nous attarder sur les rouages extrêmement complexes de notre cerveau mais plutôt essayer de vulgariser de manière rapide et simple son fonctionnement et son rôle dans la sexualité. L'orgasme, la lubrification, l'érection, le fantasme, le désir : voilà autant de fonctions sexuelles qui sont commandées par le système nerveux central et notre cerveau [2].

Notre cerveau pèse en moyenne 1,3 kg et est composé de deux hémisphères. L'hémisphère droit gère la partie gauche du corps et l'hémisphère gauche la partie droite. Notre cerveau est composé de plusieurs lobes, du cervelet et du tronc cérébral, comme vous pouvez le constater sur le dessin ci-dessous. Chaque région cérébrale communique avec les autres pour assurer un fonctionnement cohérent et efficace du cerveau dans son ensemble. L'interaction entre ces différentes régions cérébrales est essentielle pour un comportement et une cognition normale.

- **Le Lobe préfrontal**, comme son nom l'indique se situe en avant du crâne derrière notre front. Il est le centre de contrôle des fonctions cognitives supérieures, du langage, de la planification, de la prise de décision, des résolutions de problèmes et du raisonnement.

---

2. https://nouvelles.umontreal.ca/article/2023/02/13/le-cerveau-cet-organe-sexuel-puissant/#:~:text=L'hypothalamus%2C%20%C3%A0%20titre%20de,amorce%20de%20l'activit%C3%A9%20sexuelle.

– **Le lobe pariétal** se situe au-dessus du crâne. Il est le siège de la conscience du corps, du traitement des informations de localisation et de la coordination des mouvements.

– **Le lobe occipital** se situe à l'arrière du crâne et est le siège du traitement des informations visuelles, y compris la perception des formes, des couleurs et des mouvements.

– **Le lobe temporal** se situe derrière les oreilles. Il est le centre de l'audition, de la mémoire à long terme, et est impliqué dans de contrôle des émotions.

– **Le cervelet** est situé à l'arrière du crâne et contrôle la fonction motrice volontaire, de l'équilibre et de la posture.

– **Le tronc cérébral** se situe au niveau du cou sous les hémisphères cérébraux. Il est le prolongement de la moelle épinière et contrôle les fonctions vitales telles que la fonction neurosensorielle, la fonction végétative (respiration, battement du cœur), la pression sanguine, la digestion, il contrôle également l'état de veille et de sommeil.

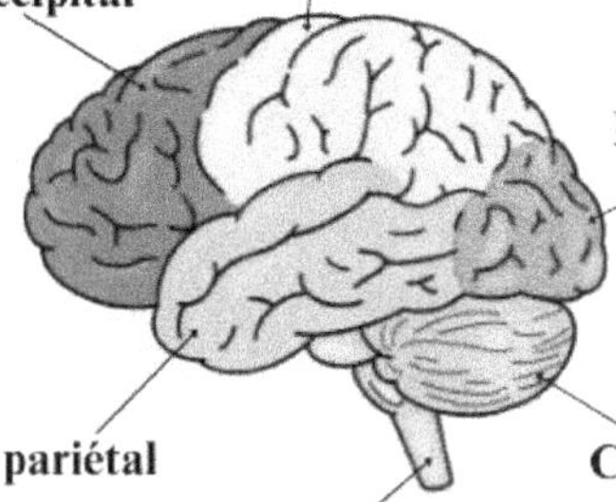


**Ensemble, le cervelet et le tronc cérébral assurent un fonctionnement efficace du système nerveux central** et sont essentiels pour le contrôle de nombreuses fonctions corporelles importantes et notamment la sexualité.

Structure cérébrale et système limbique

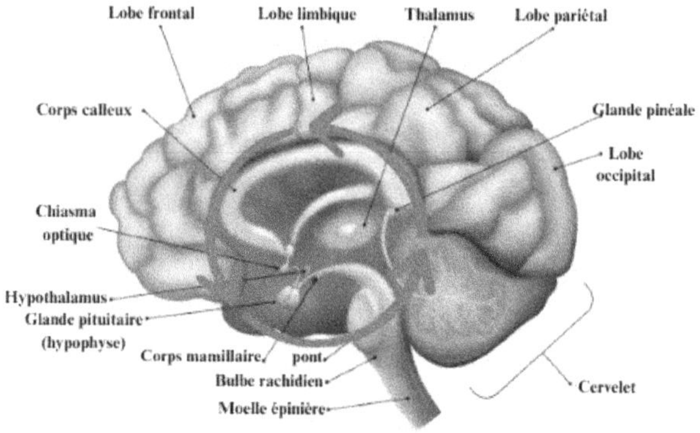


Au centre du cerveau se situe le système limbique, du latin *limbus* qui signifie « bords », il se situe en bordure du tronc cérébral. Ce système joue un rôle central dans plusieurs de nos fonctions telles que l'expression des émotions, l'apprentissage, la mémoire, les comportements alimentaires, l'olfaction, la libération d'hormones, les réactions physiologiques face aux émotions et pulsions, et influence notre comportement social. Il joue également un rôle important dans la régulation sexuelle. Étroitement lié au système de récompense nous allons ici nous y intéresser dans le cadre de la sexualité. Le système limbique forme une sorte de boucle au centre de notre cerveau qui se compose grossièrement de l'hypothalamus, l'hippocampe, l'hypophyse, le thalamus, l'amygdale et du lobe limbique ou cortex limbique[3]. L'hypothalamus en

3. Jacques Denis, ZDANOWICKS Nicolas, REYNAERT Christine – Les bases anatomiques du

lien avec l'hypophyse, opère comme centre de contrôle des hormones, commande le désir sexuel, la lubrification et l'érection. L'amygdale permet de ressentir certaines émotions comme le plaisir mais aussi la peur, il permet l'analyse du degré de menace. L'hippocampe à une fonction mnésique liée aux souvenirs, lié au cortex limbique il permet le contrôle de l'orientation dans l'espace et enfin, le thalamus est un relais entre les aires de traitements et le cortex décisionnel. Le système limbique est bien plus complexe que cela mais il nous paraît pertinent d'éviter de vous noyer dans une multitude d'informations qui n'entre pas dans la sexualité.
Le système limbique nous permet d'analyser et d'agir face à un événement. Les différents éléments qui le composent interviennent très largement dans notre sexualité puisqu'il permet de moduler la perception du désir et de l'excitation. Il est une partie du cerveau lié à la libido, c'est-à-dire le désir sexuel. Il est responsable de la régulation des hormones sexuelles, comme la testostérone et l'œstrogène, qui influencent la libido. De plus, il est impliqué dans la perception du plaisir et la récompense associée aux activités sexuelles. Le système limbique est également impliqué dans la formation des liens émotionnels et des relations intimes, qui sont souvent des aspects importants de la sexualité humaine. Il joue un rôle dans la formation des souvenirs émotionnels liés à des expériences sexuelles, ce qui peut influencer les préférences sexuelles et les comportements sexuels futurs.
Le vaginisme est un **non corporel** issu de nos fonctions cérébrales qui agissent en fonction des éléments du passé mémorisés mais également de manière phénoménologique et temporelle (ici et maintenant). En conclusion, l'être humain est un tout complexe et interconnecté, où

système limbique- Psy-évaluation, mesure, diagnostique p 45 à 48 2d Mardaga

chaque partie contribue à son fonctionnement global. Il est essentiel de considérer l'unité psychosomatique de l'individu dans la prise en charge thérapeutique pour favoriser son équilibre et sa santé.
Par conséquent, **le vaginisme n'est pas un trouble lié seulement au corps ou uniquement dans la tête. Le vaginisme est la résonance symptomatique d'un déséquilibre entre le corps et l'esprit qui composent l'unité psychosomatique**. Le vaginisme est relié à un dysfonctionnement du développement biologique et du développement psychosexuel de la féminité. Les perturbations biologiques telles que les traumatismes ou difficultés dans la relation d'attachement enregistrées par le système nerveux central et le système limbique peuvent agir fortement sur le vaginisme et ces différentes manifestations primaires et secondaires. Ces derniers enregistrent la peur liée à la pénétration, ce qui induit une réaction incontrôlable du corps car ils la font vivre comme une attaque dont le corps doit se défendre.

# Tout commence avec les sens

Les sensations corporelles activent notre cerveau. L'activité chimique et électrique d'un neurone commence par la stimulation des récepteurs sensoriels du corps : les récepteurs du goût de l'odorat, du toucher, de l'ouïe, de la vue mais aussi les récepteurs du volume sanguin, du taux de glucose ou le niveau d'hormones du stress en circulation[4].

Rappelez-vous durant la crise de la COVID-19 la perte du goût (anosmie) et de l'odorat (hyposmie) représentaient une énorme perte de repères pour les patients atteints de la maladie. Ce trouble lié à une perturbation des neurones olfactifs inhibait une bonne partie du plaisir lié à la nourriture et aux odeurs. Par conséquent les sens et sensations corporelles nous informent en temps réel et nous animent chaque jour.

Certains sens comme le goût, le toucher et l'odorat sont innés. Un nourrisson par exemple, connaît l'odeur de sa mère à la naissance, il explore ensuite le monde qui l'entoure avec ses sens, il met tout à sa bouche et commence à créer des liens sensoriels de plaisir et déplaisir. Les premières couches de son système psychique se forment, et la conscience de « soi[5] » émerge grâce aux expériences sensorielles qu'il vit, un « Moi corporel[6] » .

Ces expériences sensorielles sont indissociables des émotions qu'elles génèrent ainsi que des changements

4. Lucie Vincent – Tout commence par le corps – éd Odile Jacob - p26

5. Antonio Damasio a décrit les phases de la genèse du Soi : il y a d'abord le proto-soi, puis la conscience noyau, puis le soi biographique, qui correspond à la forme la plus élaborée de la conscience.

6. Selon S. Freud, le moi corporel est le premier noyau psychique du Moi mais le professeur Stora a proposé que le premier noyau de ce que Freud a appelé le « Moi » était le Soi dans sa dimension neuronale, biologique et psychique.

physiologiques qui s'opèrent dans le corps, elles font l'objet de « marquages » depuis notre naissance jusqu'à la mort. Ce marquage que le Pr. Stora nomme « Marqueur Somato-Psychique » s'acquière dès la petite enfance avec l'éducation et la socialisation, il joue un rôle primaire dans nos comportements.

– Prenons l'exemple d'un petit garçon qui s'est fait griffer par un chat, il ressent de la douleur, il ressent son cœur battre très fort et de la peur, il pleure et appelle ses parents pour être rassuré. L'attaque que le petit à subit est encodé de manière somato psychique, il est fort probable qu'il ressente de nouveau de la peur à la vue d'un chat en grandissant.

– Ce même petit garçon fait du toboggan pour la première fois, son corps lui renvoie une sensation de bien-être qui est également encodé de manière somato-psychique, cette sensation le pousse à recommencer

En avançant dans la vie, nous faisons des expériences et nous nous constituons une réserve mémorielle de situations quotidiennes associées à des affects négatifs ou positifs. Les marqueurs somato-psychiques encodés par le cerveau et le corps agissent comme des signaux de détresse ou d'encouragement dans le but de préserver notre homéostasie (réglages biologiques normaux du corps).

> Note de l'expert : Le marqueur somatique tel que Damasio le conçoit agit soit comme un signal d'alarme ou comme un signal d'encouragements, dans les deux cas ; c'est un système qui donne des indications d'orientation [...] Les marqueurs sont acquis sous l'égide d'un système d'homéostasie interne dont l'objectif est d'assurer la survie de l'organisme. « Ce système d'homéostasie interne est

généralement programmé de façon que l'organisme tende à fuir la douleur et à rechercher le plaisir... » [a]

a. J.B.Stora – L'être humain est une unité psychosomatique – 2021 p38

Qui n'a pas déjà salivé à la vue et l'odeur d'une pâtisserie ? Si nous reprenons cet exemple, vos sens ont activé l'envie psychique de vous faire plaisir et la salivation est la résultante physiologique de votre corps parce que cela a réactivé un marqueur somato psychique lié au bien-être de manger ladite pâtisserie dans le passé.

Les informations sensorielles induisent nos comportements et nos affects, tout ce qui passe par le corps exprime une émotion et façonne l'esprit sinon comment reconnaîtrait-on la douleur sans système nerveux ? À quoi ressemblerait la tristesse sans les larmes, le menton qui tremble et les sanglots ? William James disait : Quelle sensation de peur resterait-il si l'on ne pouvait ressentir ni les battements accélérés du cœur, ni le souffle court, ni les lèvres tremblantes, ni les membres faibles, ni le mal de ventre ? Stimuler le système sensoriel (appelé système cénesthésique [7]) permet donc la création de représentations mentales qui façonnent l'esprit : « le Soi » qui devient « le Moi » adulte.

Le corps et ce que l'on appelle l'esprit forment une seule entité, l'unité psychosomatique. Maintenant que vous avez compris l'importance de ne pas séparer le corps de l'esprit, voyons ensemble comment cela se passe pour le vaginisme.

7. Troisième organisateur de R.A.Spitz – De la naissance à la parole – PUF- p162

# Douleur et émotions : le cercle vicieux

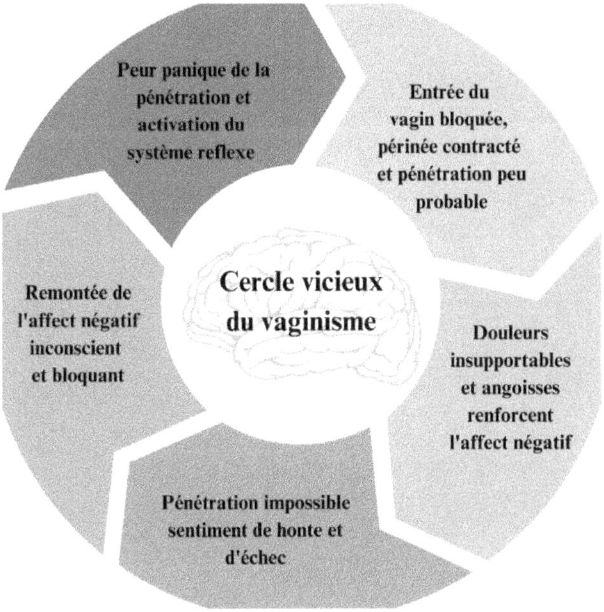


La dimension émotionnelle dans le vaginisme est prépondérante. Même si le vaginisme n'est pas douloureux pour certaines femmes, la douleur est l'un des premiers symptômes qui nous a été rapporté.

# Mécanisme de la douleur

La douleur est une expérience vécue à la fois dans le corps et dans l'esprit, cela veut dire que la douleur est indissociable des affects (émotions). **Selon les mots du psychanalyste J.-B. Pontalis « Au fond, la douleur est le modèle même de l'unité corps-esprit, «** ***comme si avec la douleur le corps se muait en psyché et la psyché en corps*** **»**. En réalité, c'est d'abord le corps et le système nerveux central qui réagissent, il s'agit de l'inconscient somatique. Pontalis était parfaitement ignorant du fonctionnement du système nerveux central, la psychanalyse ne prend malheureusement pas en compte les autres systèmes du corps et se base uniquement sur le système psychique.

Les avancées en neurosciences ont permis de comprendre les mécanismes de la douleur. C'est au travers des nocicepteurs (terminaisons nerveuses capables de transmettre les stimulations génératrices de douleur) que la douleur est transmise aux centres cérébraux impliqués dans la cognition, la mémoire et les affects via les nerfs périphériques et la moelle épinière pour y être traitée. Les centres cérébraux vont alors analyser la douleur et lui ajouter une charge émotionnelle.
**Ce qui rend la douleur insupportable dans le cas du vaginisme n'est pas simplement le caractère, la localisation ou l'intensité de la douleur mais bel et bien la dimension affective et les changements physiologiques qui s'y rajoutent**. Selon l'Association internationale pour l'étude de la douleur (IASP), la douleur est : « Une expérience sensorielle et émotionnelle désagréable »

Pour que cela soit plus clair, lors de la première tentative de pénétration une femme atteinte de vaginisme ressent une douleur, elle est traitée par le cerveau et s'accompagne en une fraction de seconde du sentiment de peur. Le système réflexe de défense s'active et bloque le périnée, la tentative de pénétration échoue. L'échec de la pénétration fait alors l'objet d'un marquage somato-psychique. Mais il est à noter que si le corps s'est verrouillé, la pénétration a peut-être réactivé un marquage somato-psychique du passé.

Lors d'une deuxième tentative de pénétration la femme vaginique ressent de nouveau la même douleur mais cette fois-ci elle s'accompagne de peur, de panique, d'insécurité, de vulnérabilité, d'incapacité, de culpabilité, le système réflexe se met de nouveau en action et bloque le périnée. Le cerveau a encodé tous les affects négatifs de la pénétration et les lie à la douleur localisée à l'entrée du vagin. La pénétration active les marqueurs somato-psychiques du passé, elle représente un signal d'alarme qui menace l'homéostasie interne. Le marqueur agit sur le vaginisme comme un mécanisme de défense qui réussit trop bien sa mission car la pénétration ne représente pas de réel danger, on ne meurt pas après un rapport sexuel. C'est la nature anticipatoire de la douleur et de la peur qui tendent le corps. Ce dernier répond en corrélation avec ce qui se passe à l'intérieur de soi. Ainsi, vous ressentez une douleur physique mais aussi émotionnelle très désagréable.

Des études ont démontré que l'hypnose thérapeutique et les exercices psychocorporels de sophrologie peuvent jouer un rôle majeur sur la douleur en alliant la méditation, les exercices de respiration et la détente musculaire.
Prenons l'exemple de la respiration, lorsqu'une douleur est ressentie concentrez-vous sur votre respiration, inspirez profondément et expirez doucement à plusieurs reprises, ainsi vous reprendrez un self-control mais surtout vous

allez focaliser votre cerveau sur la respiration. Ce dernier se retrouve surchargé de manière cognitive et moins disponible à l'influx nerveux de la douleur. La douleur est ressentie par le corps mais son intensité est liée à votre état émotionnel.

## Les émotions du vaginisme

En expliquant les mécanismes de la douleur nous avons parlé d'émotions indissociables désagréables parmi lesquelles nous comptons : La peur, le dégoût, la tristesse, la colère, la honte.
Nous l'avons évoqué plus en amont, l'émotion est indissociable du ressenti corporel. C'est le système nerveux central qui permet au système limbique (siège des émotions) d'encoder la dimension émotionnelle.

Voici des exemples de pensées parasites qui jalonnent le vaginisme :
**La peur :**
« J'ai un vagin trop petit ça ne passera jamais », « et si le préservatif craquait », « il va me quitter », « Il va me déchirer ».
**Le dégoût :**
« Le mélange des fluides corporels me dégoûte », « Je suis nulle », « un pénis c'est moche », « je me sens envahie ».
**La honte :**
« Je n'arrive pas à faire comme toutes les femmes », « si mes parents le savent je suis fichue », « je ne suis pas une vraie femme ».
**La tristesse :**
« Je suis peinée et incapable », « je me sens seule », « je me sens vulnérable au moment de la pénétration ».
**La colère :**
« Pourquoi cela m'arrive à moi ? », « je suis frustrée et furieuse après mon corps »

## La peur :

La peur est l'émotion presque unanime chez les femmes qui souffrent de vaginisme. Elle survient généralement au moment où la douleur est ressentie, et se transforme en peur de la pénétration. Notre cerveau est conditionné pour user du plaisir et agir face au déplaisir. Par conséquent, de la douleur va naître la peur de la douleur, dont l'évitement est son symptôme principal. Néanmoins, il n'y a pas que la peur de la douleur. Le vaginisme a également été décrit comme un trouble phobique par le Collège national des gynécologues et obstétriciens français. En effet, la peur va être exacerbée et va englober tout ce qui peut graviter autour du rapport sexuel. Peur des maladies, peur d'une grossesse, peur du pénis, peur de décevoir etc.

Derrière la peur se cache le besoin de sécurité. Dans le cas du vaginisme, la peur est excessive et irraisonnée face à la pénétration qui ne représente pas un réel danger. Si vos cuisses se resserrent instinctivement, que votre corps se crispe, n'attendez pas que la peur gagne du terrain et vous envahisse des hormones du stress.

Vous avez besoin d'être rassurée, la douleur physique et/ou émotionnelle que vous ressentez tire la sonnette d'alarme. Faites part de vos peurs à votre partenaire. Il est directement impliqué, il peut vous apaiser par ses mots, ses caresses, il peut également ajuster sa posture si vous lui en faites part. N'ayez pas honte de vouloir faire une pause pour exprimer vos ressentis.

Dans certains cas lourds de vaginisme la peur est phobique. Dans le DSM V la phobie est classée parmi les troubles anxieux, il devient alors nécessaire en cas de phobie de consulter un psychothérapeute afin de vous aider à dépasser le trouble.

## La colère :

La colère est l'émotion qui tire la sonnette d'alarme informant un désaccord. Elle est liée à l'insatisfaction, à la frustration et crée un sentiment d'injustice. Lorsque la colère se fait ressentir, elle tente de faire respecter les valeurs acquises depuis l'enfance. La colère cherche un coupable, au départ elle se retourne contre soi. Les femmes sont en colère après leur corps qui ne répond pas à leur exigence sexuelle. Mais face à leurs incompréhensions personnelles elle sont démunies. La colère va se retourner vers les autres. Au départ, les parents et leur opacité face à l'éducation sexuelle, puis le partenaire qui ne sait pas comment s'y prendre et finalement les professionnels de santé qui ne savent pas définir le trouble.
Derrière la colère se cache un besoin de réparation, d'écoute, de respect et de considération. Pour éviter qu'elle ne se transforme en rumination négative, il est nécessaire de décrypter sa colère pour apprendre à la canaliser. Soumise au cortisol, la colère monte très vite et vous met en position d'agressivité mais elle descend également très vite. Pour éviter que la goutte d'eau ne fasse déborder le vase, exprimez votre colère, mettez-la en mot.

## La tristesse :

Définitions proposées par : le Dictionnaire Le Robert ·
• État affectif pénible et durable ; envahissement de la conscience par une douleur morale qui empêche de se réjouir du reste
La tristesse est enclenchée devant l'insatisfaction du rapport sexuel, elle est l'émotion de la perte. Privée de la capacité de pénétration la femme atteinte de vaginisme perd confiance en elle, en son corps, elle ne sait plus quoi penser. La peur et la colère se transforment alors en

tristesse. Il y a un manque de compréhension face au corps, un manque de sens. Lorsque l'on cherche un sens sans y parvenir nous tombons dans l'absurde qui empêche toute connexion à soi et provoque la sensation d'être nulle sans pouvoir y remédier.
Derrière la tristesse se cache un besoin d'affection, de confiance et d'estime de soi. Directement liée à la perte, la tristesse nécessite un grand besoin affectif qui peut s'atténuer avec des paroles rassurantes, des câlins et tout actes qui provoquent la sécrétion d'ocytocine. Il n'y a pas de honte à admettre que l'on est triste, pleurer est un processus qui permet de libérer les tensions, de soulager sur l'instant, alors ne retenez pas vos larmes. La tristesse interroge sur des besoins profonds d'attachement.

## Le dégoût :

Le dégoût face au sexe, et surtout lorsque la jeune femme entre dans la sexualité, peut être déclenché par la vision du pénis ou du vagin, une odeur, des fluides corporels, etc.
Si l'adolescente en quête de réponses sur la sexualité a entendu que le sexe est malpropre, impur, fruit du péché ou encore un sujet tabou, alors elle sera submergée par le dégoût lorsqu'elle se retrouvera dans un moment d'intimité. Le sexe du partenaire lui apparaît telle une bizarrerie de la nature, une chose affreuse qui va entrer en elle. La pornographie est aussi un facteur qui entraîne le dégoût. Visionner une scène choquante peut déformer la réalité de l'acte sexuel et créer de fausses idées sur les relations sexuelles.
Les différentes odeurs corporelles et les fluides corporels sont également responsables du dégoût de certaines femmes, elles ont l'impression d'être souillées par le sperme, la sueur et se sentent honteuses de leurs

lubrifications vaginales.
Le dégoût provient surtout du fait que la jeune fille ne connaît pas encore son corps, ses désirs et ses envies. Il faut prendre le temps d'accepter son propre corps, ses mécanismes et enfin accepter le corps de l'autre. Le sexe est un échange charnel entre deux êtres qui nécessite de se sentir prête tant physiquement que psychologiquement.
Derrière le dégoût se cache un besoin acceptation de soi et des autres. Il s'agit ici d'avoir un regard bienveillant sur soi et d'accepter ce que l'on est avec ses défauts et qualités. L'aversion envers le sexe doit vous interroger sur la connaissance de votre propre corps ainsi que votre système de croyance.

### La honte :

Si la sexualité est autant un sujet tabou c'est parce qu'elle fait écho à la honte. Le vaginisme pousse celle qui en souffre à se murer dans un silence honteux inavouable et culpabilisant par peur d'être jugée et stigmatisée. Sachez que vous n'êtes pas seule, en 2020, une étude australienne parue dans Fertility and stérility réalisée sur 7 000 femmes, annonce « *qu'une femme sur deux éprouve du stress, de la culpabilité ou un mal-être dans sa vie sexuelle, et une sur cinq a déjà vécu l'expérience du trouble sexuel, dont une baisse de libido, douleurs pelviennes et difficulté à atteindre l'orgasme* ». La honte agit sur l'estime de soi. La femme atteinte de vaginisme se sent réduite dans sa capacité sexuelle et plus largement dans son rôle féminin. Elle ressent que si elle n'est pas capable d'être pénétrée elle ne pourra pas enfanter, qu'elle n'est pas une « vraie femme ».
La honte pousse à la culpabilité, la sensation de ne pas être dans la norme. Selon Brené Brown la honte à besoin de 3 choses pour se développer : Le secret, le silence

et le jugement. Derrière la honte se cache le besoin de compréhension. Verbaliser et partager sa honte avec une personne qui vous exprime son empathie vous permet de ne plus en être l'objet. Pour sortir du cercle vicieux de la honte il vous faut l'exprimer.

Les émotions rythment notre vie et viennent questionner nos besoins, elles correspondent à un système d'alarme, de protection et reflètent notre état interne. Verbaliser ses émotions et les sentiments qui en découlent permet de mieux se comprendre et cerner ses besoins. Cela peut être un besoin d'estime, de sens, de sécurité, d'acceptation de soi et des autres, de reconnaissance, d'amour, d'autonomie, etc. ;

Les émotions façonnent notre appareil psychique et inondent notre corps. L'être humain est une unité psychosomatique constituée de systèmes interreliés les uns aux autres. Lorsque les affects liés au vaginisme débordent du système psychique et qu'ils ne sont pas mentalisés et comblés par un besoin, la sphère somatique (les autres systèmes du corps) prend la relève par instinct de survie.

Dans le cas du vaginisme, ce sont les affects exacerbés qui poussent le corps féminin à se protéger, il est donc nécessaire de comprendre ses émotions, son parcours de vie, son corps, son environnement et sa sexualité pour le vaincre.

**Bien sûr ce n'est pas dans la tête, le vaginisme est une affection ressentie dans le corps mais induite par le cerveau**.

Les roues des émotions et des besoins peuvent vous aider à identifier certaines de vos réactions émotionnelles. Gardez-les comme des outils précieux.

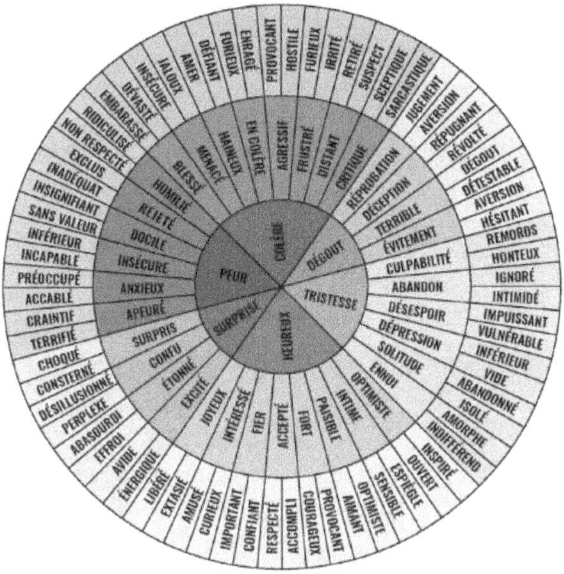
COLÈRE
DÉGOUT
TRISTESSE
HEUREUX
SURPRISE
PEUR
EN COLÈRE
AGRESSIF
FRUSTRÉ
DISTANT
CRITIQUE
RÉPROBATION
DÉCEPTION
TERRIBLE
ÉVITEMENT
CULPABILITÉ
ABANDON
DÉSESPOIR
DÉPRESSION
SOLITUDE
ENNUI
OPTIMISTE
INTIME
PAISIBLE
FORT
ACCEPTÉ
FIER
INTÉRESSÉ
JOYEUX
EXCITÉ
ÉTONNÉ
CONFU
SURPRIS
APEURÉ
ANXIEUX
INSÉCURE
DOCILE
REJETÉ
HUMILIÉ
BLESSÉ
MENACÉ
HAINEUX
PROVOCANT
HOSTILE
FURIEUX
IRRITÉ
RETIRÉ
SUSPECT
SCEPTIQUE
SARCASTIQUE
JUGEMENT
AVERSION
RÉPUGNANT
RÉVOLTÉ
DÉGOUT
DÉTESTABLE
AVERSION
HÉSITANT
REMORDS
HONTEUX
IGNORÉ
INTIMIDÉ
IMPUISSANT
VULNÉRABLE
INFÉRIEUR
VIDE
ABANDONNÉ
ISOLÉ
AMORPHE
INDIFFÉREND
INSPIRÉ
OUVERT
ESPIÈGLE
SENSIBLE
OPTIMISTE
AIMANT
PROVOCANT
COURAGEUX
ACCOMPLI
RESPECTÉ
CONFIANT
IMPORTANT
CURIEUX
AMUSÉ
EXTASIÉ
LIBÉRÉ
ÉNERGIQUE
AVIDE
EFFROI
ABASOURDI
PERPLEXE
DÉSILLUSIONNÉ
CONSTERNÉ
CHOQUÉ
TERRIFIÉ
CRAINTIF
ACCABLÉ
PRÉOCCUPÉ
INCAPABLE
INFÉRIEUR
SANS VALEUR
INSIGNIFIANT
INADÉQUAT
EXCLUS
NON RESPECTÉ
RIDICULISÉ
EMBARASSÉ
DÉVASTÉ
INSÉCURE
JALOUX
AMER
DÉFIANT
FURIEUX
ENRAGÉ

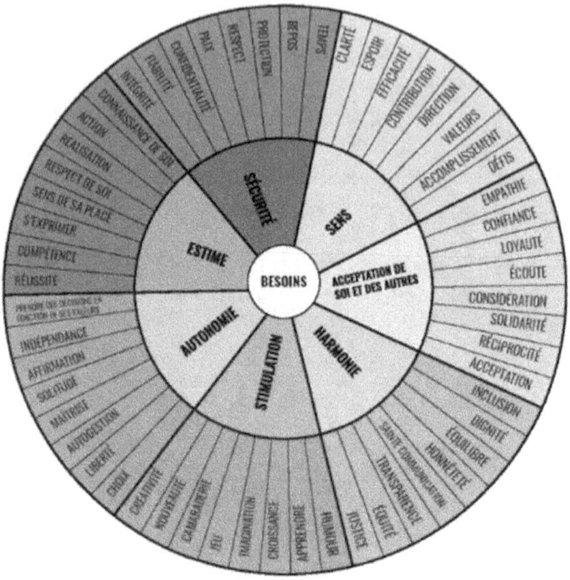
BESOINS
SÉCURITÉ
SENS
ACCEPTATION DE SOI ET DES AUTRES
HARMONIE
STIMULATION
AUTONOMIE
ESTIME
TEMPS
REPOS
PROTECTION
RESPECT
PAIX
CONFIDENTIALITÉ
FIABILITÉ
INTÉGRITÉ
CLARTÉ
ESPOIR
EFFICACITÉ
CONTRIBUTION
DIRECTION
VALEURS
ACCOMPLISSEMENT
DÉFIS
EMPATHIE
CONFIANCE
LOYAUTÉ
ÉCOUTE
CONSIDÉRATION
SOLIDARITÉ
RÉCIPROCITÉ
ACCEPTATION
INCLUSION
DIGNITÉ
ÉQUILIBRE
HONNÊTETÉ
SAINE COMMUNICATION
TRANSPARENCE
ÉQUITÉ
JUSTICE
HUMOUR
APPRENDRE
CROISSANCE
IMAGINATION
JEU
CAMARADERIE
NOUVEAUTÉ
CRÉATIVITÉ
CHOIX
LIBERTÉ
AUTOGESTION
MAÎTRISE
SOLITUDE
AFFIRMATION
INDÉPENDANCE
RÉUSSITE
COMPÉTENCE
S'EXPRIMER
SENS DE SA PLACE
RESPECT DE SOI
RÉALISATION
ACTION
CONNAISSANCE DE SOI

## La chimie hormonale

Les hormones accompagnent nos émotions en agissant directement sur notre corps. Nous avons trop tendance à les oublier. Elles ont « mauvaise réputation » lors du cycle menstruel ou en cas de stress, mais en réalité, elles représentent de véritables alliées dans la compréhension de nos actes. Les hormones sont produites par les glandes et organes du système endocrinien composé de l'hypophyse, de l'hypothalamus, de la thyroïde, du thymus, des glandes surrénales, du pancréas et des organes reproducteurs (testicules et ovaires). Les hormones interviennent dans de nombreux processus du corps tels que le sommeil, l'humeur, la reproduction, la nutrition ou la croissance.

## Système endocrinien féminin

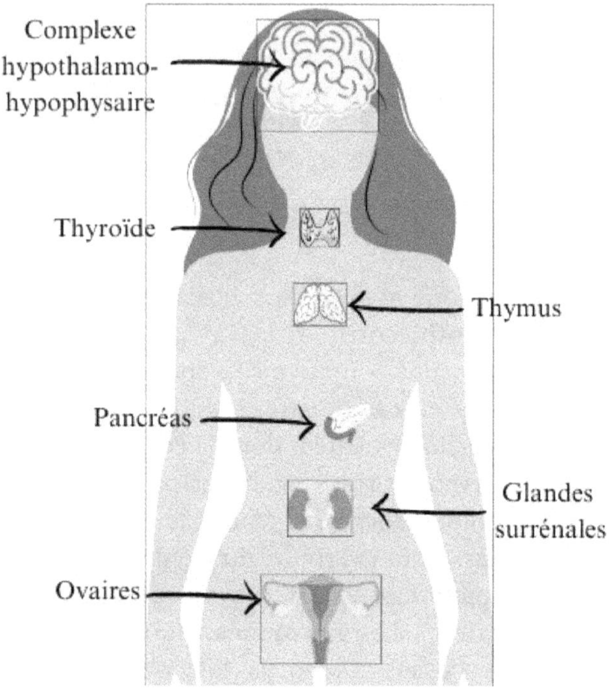


Le vaginisme engendre une impossibilité de pénétration complète ou partielle par contraction du périnée. Cette contraction corporelle est un mécanisme de défense dû à une douleur physique et émotionnelle. Jusqu'ici tout est simple et binaire mais ajoutons un cocktail d'hormones à tout cela.

## Qui vous a fait découvrir le vaginisme, votre corps ou votre esprit ?

Et bien les deux conjointement, car tout commence avec nos sens. Les sensations corporelles activent notre cerveau. Si le corps s'est verrouillé c'est qu'il a été mis en contact avec un événement jugé potentiellement dangereux comme une douleur. Rappelons que la douleur peut être physique ou psychique mais bien souvent ce sont les deux cumulées. Cette douleur va envoyer un signal messager de déplaisir via tout un système de neurotransmetteurs au cerveau. Plus particulièrement au système limbique (siège des émotions), aux glandes hormonales de l'hypophyse et aux glandes surrénales. Le déplaisir ressenti est assimilé à un agent stressant qui va déclencher la sécrétion d'adrénaline et de cortisol afin de réagir. Ici c'est le système endocrinien qui vient s'ajouter au système nerveux et au système psychique.

La présence d'adrénaline dans le corps provoque une vague instantanée de réactions corporelles : La respiration et le rythme cardiaque s'accélèrent, la digestion ralentie, les pupilles se dilatent pour augmenter la vigilance, la pression artérielle augmente pour que le cerveau et les muscles reçoivent plus d'oxygène, etc. Votre corps se prépare au mouvement, qu'il soit d'attaque ou de fuite. Mais l'adrénaline n'est pas la seule à agir. Le cortisol lui, se fait plus discret au niveau des réactions corporelles puisqu'il agit sur l'équilibre du glucose. Il mobilise l'énergie contenue dans les sucres pour les répartir au niveau des muscles susceptibles d'être actionnés. L'adrénaline et le cortisol vous préparent à des réactions instinctuelles ou primitives de défense car elles font appel à notre cerveau archaïque. Néanmoins si vous êtes dans une situation de stress chronique, les hormones vont inonder votre organisme et altérer votre système immunitaire.

Dans le cas du vaginisme, la pénétration est l'agent stressant. Par conséquent, la douleur qu'elle engendre va déclencher la sécrétion de l'adrénaline pour préparer le corps à agir et le cortisol va diriger l'énergie au niveau des muscles et notamment ceux du périnée bloquant ainsi l'entrée du vagin. C'est le caractère instinctif et le manque de conscientisation du corps sexué qui rend les contractions périnéales inconscientes.

### Abordons maintenant les hormones qui nous font du bien.

Les nominées sont : La libérine, l'ocytocine, la dopamine, la sérotonine, l'endorphine et la testostérone.
Loretta Breuning, écrit dans son ouvrage « *Nos hormones du Bonheur en lumière* » que les hormones du bonheur ont le rôle d'augmenter nos chances de survie et qu'elles sont dites de « bonheur » car elles s'accompagnent d'émotions agréables dans notre vie quotidienne. Ici, il est important de noter que toutes ces hormones ne jouent pas seulement un rôle dans le plaisir sexuel, mais aussi dans d'autres aspects de la sexualité, tels que la motivation, l'excitation et l'attachement émotionnel. Le désir sexuel est modulé, au niveau du système limbique et du cortex cérébral, par des neurotransmetteurs et des hormones sexuelles. La théorie du Dual Control Model considère que le désir résulte d'une balance entre des mécanismes excitateurs (dopamine, testostérone, œstrogènes, ...) et inhibiteurs (sérotonine, prolactine, opioïdes, ...) au niveau central. La baisse de la libido serait donc la conséquence d'une diminution de l'activité d'excitation ou d'une augmentation de l'activité d'inhibition. Bien évidemment, le désir sexuel ne peut être réduit à une « simple » activité neuro-hormonale.[8] Il

8. Clayton AH. The pathophysiology of hypoactive sexual desire disorder in women. Int J

convient de souligner que la sexualité est un phénomène complexe et que de nombreux autres facteurs, tels que les émotions, les relations interpersonnelles et l'environnement interagissent également pour influencer l'expérience sexuelle.

## La Libérine

La libérine ou « hormone de libération » joue un rôle indirect dans le rapport sexuel en régulant la production et la libération d'hormones sexuelles. L'hypothalamus, une région du cerveau, sécrète des hormones de libération qui stimulent l'hypophyse antérieure à libérer des hormones spécifiques, telles que l'hormone lutéinisante (LH) et l'hormone folliculo-stimulante (FSH). Ces hormones sont essentielles pour la régulation du cycle menstruel chez les femmes et la production de spermatozoïdes chez les hommes.

Dans le contexte du rapport sexuel, la libérine peut influencer la production d'hormones sexuelles, telles que l'œstrogène et la testostérone, qui sont importantes pour la libido, la fonction sexuelle et la fertilité. Cependant, il est important de noter que de nombreux autres facteurs, tels que les émotions, les stimulus sensoriels et les interactions sociales, jouent également un rôle dans le rapport sexuel. La libérine est donc un élément parmi d'autres dans la complexité des réponses hormonales et physiologiques liées à l'activité sexuelle.

---

Gynaecol Obstet 2010;110:7-11.

### L'ocytocine :

L'ocytocine est l'hormone produite par l'hypothalamus qui va déclencher l'accouchement, sa sécrétion crée des contractions utérines. Étroitement liée à la naissance, elle est l'hormone qui permet l'attachement entre la mère et le nourrisson que l'on appelle en psychanalyse l'accordage affectif. Elle est sécrétée lorsque la mère allaite son enfant mais aussi lorsque le corps est face à des stimulus d'excitation sexuelle. L'ocytocine est l'hormone du lien, de l'attachement. Lors d'un rapport sexuel cette hormone favorise le sentiment d'intimité, de confiance et de connexions émotionnelles entre les partenaires, c'est elle qui rend les amants amoureux après l'orgasme car elle renforce les liens affectifs et crée un sentiment de satisfaction et de bien-être. Elle a le pouvoir d'inverser le processus de la peur en réduisant le taux de cortisol.

> Exercice pour stimuler l'ocytocine : S'étreindre de son partenaire avant le rapport avec pénétration afin d'abaisser le niveau de peur et s'apaiser.

### La sérotonine :

La sérotonine est produite par le système digestif à partir d'acide aminé, elle peut influencer différents aspects de l'expérience sexuelle. Des niveaux adéquats de sérotonine sont nécessaires pour maintenir un équilibre émotionnel et une sensation de bien-être, ce qui peut favoriser une libido saine et une réponse sexuelle positive. La sérotonine est à la fois une hormone puis un neurotransmetteur, elle est issue d'un système cérébral et neuronal que nous n'exposerons pas ici. Néanmoins elle participe au système de récompense. Lorsque la quantité de sérotonine est insuffisante dans le corps, elle est susceptible de provoquer des troubles de l'humeur, des troubles anxieux et des troubles de la sexualité. A contrario, des niveaux de sérotonine trop élevés peuvent également avoir un impact négatif sur la fonction sexuelle. Certains médicaments comme les antidépresseurs augmentent les niveaux de sérotonine et peuvent entraîner des effets secondaires tels que la diminution de la libido, des difficultés à atteindre l'orgasme ou une diminution de l'excitation sexuelle. Le stress agit comme un inhibiteur de la sérotonine qui peut être déjoué par la respiration et le yoga.

> Exercice pour réguler la sérotonine : Respirer calmement et effectuer des exercices de respiration douce lorsque le stress monte, cela augmente le taux de production de la sérotonine.

**La dopamine :**

La dopamine est également une hormone et un neurotransmetteur produit par le cerveau, qui agit sur le système de la récompense et le plaisir immédiat. Lors d'un rapport sexuel, l'activité sexuelle stimule à libération de la dopamine dans le cerveau qui crée une sensation de plaisir et de satisfaction. Si une action vous procure un plaisir immédiat, il y a une libération de dopamine. Celle-ci va vous pousser à reproduire, dans le futur, l'acte qui l'a amené à ce dit plaisir. En agissant de la sorte, la dopamine permet de renforcer l'apprentissage de certaines conduites sexuelles qui amènent au plaisir. Le système de la récompense est un processus du cerveau indispensable à la survie, il pousse à réaliser une action ayant pour conséquence une sensation de plaisir, une récompense ou un évitement de la punition. Dans le cas du vaginisme la pénétration est perçue telle une punition par le corps et le cerveau. Elle est une insatisfaction physique et psychique qu'il faut absolument éviter.

> Exercice pour stimuler la dopamine : Pour détourner à son avantage le processus de récompense, il convient de pouvoir se représenter la pénétration comme un acte agréable et non un acte de soumission. Par le biais des visualisations positives, la sophrologie peut aider à substituer une sensation négative par une sensation positive.

### Les endorphines :

Les endorphines procurent une sensation de calme, de sécurité, de bien-être, et de satisfaction. Elles sont libérées par le complexe hypothalamo-hypophysaire au moment où l'on consomme quelque chose d'agréable pour le cerveau, par conséquent elles font également partie du système de récompense. Manger votre plat préféré ou courir 10 km libère des endorphines mais l'excitation et l'orgasme aussi. Elles ont un puissant pouvoir relaxant et favorisent le sommeil, agissent sur le stress et l'anxiété par leurs pouvoirs anxiolytiques et réduisent les sensations de douleur grâce à leurs propriétes antalgiques. C'est la libération d'endorphines suivies de la prolactine qui « assomment » les hommes de sommeil après un orgasme. Après une dispute conjugale, les retrouvailles sont plus intenses en partie grâce aux endorphines car elles interviennent aussi dans l'attachement. Pendant un acte

sexuel, les sensations agréables remontent au cerveau via le système sensoriel qui analyse le plaisir ou le déplaisir.
Les endorphines interviennent donc à la fois dans les sensations de bien-être et dans la réduction de la douleur. C'est donc un allié dans le cas du vaginisme car lors du rapport sexuel, les endorphines sont relâchées au moment de la phase d'excitation puis à terme au moment de l'orgasme. Ces dernières peuvent donc contribuer à la réduction des contractures involontaires des muscles périnéaux et les relâcher. De plus, elles permettent également d'associer le rapport sexuel (avec pénétration) à une sensation de bien-être et de plaisir. Ce qui provoquera l'envie par le cerveau de vouloir y retourner et d'inscrire le rapport comme une récompense et non plus une punition ou un fardeau.

### La testostérone :

La testostérone est une hormone principalement produite par les glandes surrénales et les ovaires chez les femmes. Bien que généralement associée aux hommes et à leur libido, la testostérone joue également un rôle crucial chez les femmes dans la régulation de la libido et de la fonction sexuelle.
Chez les femmes, la testostérone est responsable de la libido, de l'excitation sexuelle, de l'orgasme et de la satisfaction sexuelle. Selon certaines études, une hypothèse évoque une métabolisation par l'enzyme aromatase de la testostérone en œstradiol au niveau cérébra[9]l. L'augmentation de l'œstradiol intracellulaire dans certains tissus cibles du système nerveux central pourrait ainsi augmenter la libido. Des niveaux adéquats

9. https://www.revmed.ch/revue-medicale-suisse/2016/revue-medicale-suisse-510/place-de-la-testosterone-dans-le-trouble-du-desir-sexuel-hypoactif-chez-la-femme

de testostérone favorisent également la santé des tissus vaginaux et clitoridiens, contribuant ainsi à une expérience sexuelle agréable.
Cependant, des niveaux insuffisants de testostérone chez les femmes peuvent entraîner une diminution de la libido, des troubles sexuels et une diminution du désir sexuel. Des déséquilibres hormonaux, tels que la ménopause ou le syndrome des ovaires polykystiques, peuvent entraîner une diminution ou une élévation de la production de testostérone chez les femmes et engendrer des vaginismes secondaires.

Ce qu'il faut retenir
Finalement, les hormones sont là uniquement pour notre survie, qu'elles soient appelées hormones de stress ou de bonheur elles influencent nos comportements et émotions. Les hormones (système endocrinien), en tant que messagers chimiques du corps, jouent un rôle clé dans les interactions corps /esprit.
Les émotions, le stress et les pensées peuvent avoir un impact sur la production et la régulation des hormones. Par exemple, le stress chronique peut entraîner une augmentation de la production de cortisol, une hormone liée au stress, qui peut avoir des effets néfastes sur la santé physique à long terme. D'autre part, les hormones peuvent également influencer notre état émotionnel et notre bien-être mental. Par exemple, les fluctuations hormonales pendant le cycle menstruel chez les femmes peuvent affecter l'humeur, le bien-être émotionnel et la santé sexuelle.

Il est important de noter que la santé sexuelle est influencée par de nombreux autres facteurs, tels que l'état de santé générale, le bien-être psychologique, les relations interpersonnelles et les facteurs environnementaux. Voyons ensemble d'autres facteurs d'influence du vaginisme.

## Éducation à la sexualité : religion, famille, école.

Comme les émotions, les valeurs personnelles apprises au sein du groupe familial, social, scolaire et / ou religieux sont des marqueurs clés dans l'élaboration de l'identité.
Si vous avez entendu toute votre jeunesse que le sexe est sale et synonyme de honte, alors vous arriverez avec beaucoup d'a priori et de peurs au moment du rapport sexuel.
L'éducation sexuelle des adolescents reflète à quel point le sujet du sexe est tabou. Qui devrait en avoir la charge ?
Dans les religions monothéistes il est prescrit aux femmes de se préserver et de s'abstenir de tout rapport sexuel avant le mariage. « Tu ne déshonoreras pas le père ! ». La virginité est donc observée mais a pour conséquence une assimilation de la sexualité à la malpropreté, du désir à la honte et du plaisir au péché. La question de la sexualité n'est pas traitée dans l'enfance, elle est même plutôt rejetée, dégradée et diabolisée.

Aminata 24 ans, croyante et pratiquante, mariée depuis 3 ans n'arrive pas à « *se laisser aller* » avec son partenaire, elle consulte pour son vaginisme. Son éducation sexuelle est pauvre voire inexistante, en revanche elle avait l'obligation de se préserver avant le mariage car « *chez nous c'est comme cela* ». Elle a grandi avec l'idée que sa mère lui mettrait du piment dans la culotte si ses hormones la chatouillait avant la nuit de noces, que la masturbation est un péché et qu'avant son mariage elle sera conduite chez le gynécologue pour vérifier son hymen.

Nous pouvons imaginer que cette jeune femme à qui on a inculqué que la sexualité était un péché ait du mal à

lâcher prise dans l'intimité même une fois mariée. Si la jeune femme a été conditionnée toute sa jeunesse à se préserver jusqu'au mariage, il devient difficile de s'ouvrir au moment de la nuit de noces L'emprise spirituelle et familiale pèse sur elle au moment du rapport et son corps n'est pas disposé au rapport sexuel.
Au sein des familles, le sujet est délicat à aborder autant pour les parents que pour leurs enfants. Peu de jeunes filles osent parler de leurs envies sexuelles à leur mère souvent par pudeur et honte. Parler du sujet du sexe avec ses parents revient à accepter qu'ils ont des rapports sexuels et que vous n'êtes pas arrivée par la cigogne !

Awa, 17 ans rapporte que parler de sexe avec ses parents est trop honteux, il s'agit de son intimité, elle ne veut surtout pas en parler avec eux et garder sa sexualité secrète.

Depuis la révolution féminine au milieu du XXe siècle les mœurs ont évolué mais l'éducation sexuelle reste pour certain de l'ordre du privé et pour d'autres il est d'utilité publique. Ainsi, nous sommes face à des parents anxieux d'aborder le sujet de la sexualité et des professeurs mal à l'aise qui acceptent simplement de faire de la prévention sexuelle. De cette manière nous avons d'un côté l'éducation d'ordre privée et de l'autre l'information d'ordre publique. Les cours d'éducation sexuelle seront axés sur la reproduction et la protection des maladies vénériennes. On y verra l'anatomie masculine et le système reproductif de la femme. Pour les élèves féminines on retient que le rapport sexuel c'est un pénis dans un vagin avec préservatif. On ne parle aucunement du clitoris et de son rôle, d'ailleurs comment en parler puisque l'organe du clitoris figure très peu dans les manuels anatomiques ?

Cloé 15 ans élève de 3e : En cours d'éducation sexuelle on nous montre comment mettre un préservatif, c'est trop gênant devant les garçons qui rigolent. En plus je n'ai rien appris, à 15 ans on sait comment faire les bébés !

Que se passe-t-il alors pour la jeune fille pubère en quête d'informations sur le sujet ? Elle se tourne vers le groupe social à savoir ses amis. Elle reçoit des conseils d'autres adolescents aussi perdus qu'elle sur le sujet et tente de découvrir la sexualité en regardant des tutos sur internet, des pornos ou autre... Mais cette sexualité tronquée est bien loin de la réalité. Ce manque d'éducation sexuelle amène à une pauvre connaissance de son corps.

La note de l'expert : La phase dite de latence de Freud (6-13 ans) est en réalité consacrée à la maturation d'un important système hypothalamique de production des hormones sexuelles génitale, des erreurs d'éducation, une importante répression sexuelle de la société peuvent avoir des conséquences graves sur le développement de l'hypothalamus et des hormones sexuelles. Le corps n'est pas investi par la libido réprimée par l'éducation parentale et sociale. Le plaisir sexuel est fortement réprimé entravant l'investissement psychique des organes génitaux avec apparitions plus tard de troubles. J.B. Stora

# La relation d'attachement

La relation d'attachement est un concept clé en psychanalyse, développé principalement par John Bowlby et Mary Ainsworth [10] qui joue un rôle prégnant dans le cas du vaginisme. Selon la psychanalyse, la relation d'attachement se forme entre un nourrisson et sa figure d'attachement principale par internalisation, généralement la mère ou le parent principal. Cette internalisation de la mère est un concept mis en lumière par la psychosomatique intégrative très important et charnière pour le développement psycho-affectif de chaque individu. Il s'agit d'une phase précoce du développement de l'enfant où il absorbe les perceptions et les émotions de sa mère, formant ainsi les premiers éléments de son propre système psychique. Cette relation in utero et de la première année de vie joue un rôle fondamental dans le développement émotionnel et social de l'être humain.

Ce processus est crucial dans la construction de l'identité de l'enfant et influence fortement sa perception de lui-même et des autres. L'internalisation de l'objet mère aide à établir un sens de soi et des premières relations interpersonnelles, elle influence la façon dont l'individu perçoit et interagit avec les autres tout au long de sa vie. Cela a un impact durable sur la personnalité et les relations de chaque personne à l'âge adulte.

Une relation d'attachement sécurisante, caractérisée par la disponibilité émotionnelle, la sensibilité et la réactivité de la figure d'attachement, favorise le développement d'un sentiment de sécurité de base et de confiance envers les autres. En revanche, une relation d'attachement perturbée,

10. John Bowlby – La vie relationnelle en famille – éd. espaces libres 2022 – p139

imprévisible ou insécurisante peut entraîner des difficultés dans les relations interpersonnelles, des problèmes d'estime de soi et des troubles émotionnels. Dans ce cas de figure des carences affectives s'installent par manque d'accordage affectif mère-enfant. La personne peut alors devenir dépendante affective et entretenir inconsciemment des relations amoureuses avec des partenaires aux traits de « pervers narcissiques » ou « toxique » pour rejouer la relation d'attachement première.
Trois principaux schémas d'attachement sont de nos jours clairement identifiés [11] :

- L'attachement sécure : l'individu est sûr de la disponibilité, de la réceptivité et de l'aide de son parent (ou de sa figure parentale) en cas de situation difficile ou effrayante. Cette assurance lui permet de s'aventurer sans crainte dans ses explorations du monde. Ce schéma est favorisé par un parent en particulier la mère dans les premières années qui se montre immédiatement disponible, sensible aux signaux de son enfant et qui réagit avec amour lorsqu'il recherche sa protection et/ou son réconfort.
- L'attachement anxieux résistant : l'individu n'est pas certain de la disponibilité de la réceptivité ou de l'aide de son parent s'il lui fait appel. Cette incertitude le conduit à être toujours enclin à l'angoisse de séparation, il a tendance à se montrer « collant » et craint d'explorer le monde. Dans ce schéma le conflit est évident et est suscité par l'irrégularité de la disponibilité et de l'aide du parent par les séparations et comme le montrent les données cliniques par les menaces d'abandon utilisées comme moyen de contrôle.

11. Ibid p206 -227

- L'attachement anxieux évitant : l'individu n'est nullement assuré de la bienveillance d'autrui lorsqu'il recherche de l'attention mais s'attend au contraire à être repoussé. Contraint de vivre sa vie sans amour et le soutien des autres il essaie de devenir autosuffisant sur le plan affectif. Il peut ultérieurement être diagnostiqué comme narcissique ou porteur d'un faux self comme le décrit D. Winnicott. Ce schéma où le conflit est davantage marqué est la conséquence de rebuffades par la mère (ou figure affective principale) des demandes de réconfort et de protection. Les cas les plus extrêmes sont engendrés par des rejets répétés.

La relation d'attachement peut jouer un rôle dans le vaginisme, car elle peut influencer la confiance, la sécurité et l'intimité émotionnelle dans une relation sexuelle. Les personnes qui ont vécu des expériences traumatisantes, des abus sexuels ou des relations dysfonctionnelles parentales peuvent développer des difficultés dans leur relation amoureuse, ce qui peut se manifester par des problèmes sexuels tels que le vaginisme. Et vous quel est votre schéma d'attachement ?

# Le porno :
# Porno vs réalité,
# la non-éducation.

La société actuelle affiche une sexualité débridée à la beauté normée qui met une pression insoutenable sur les jeunes filles. La porno éducation des jeunes hommes n'aide pas non plus car le plaisir ne se retrouve plus au centre de la relation. Il s'agit d'être performant mais l'orgasme uniquement vaginal n'existe pas et le clitoris n'est pas un bouton sur lequel il suffit d'appuyer. La sexualité féminine existe aussi et mérite d'être mise à l'honneur. Nous ne la verrons pas dans un film pornographique comme elle est réellement dans la vie de tous les jours. En exposant les adolescents à des contenus explicites et souvent déconnectés des aspects émotionnels et relationnels de l'expérience sexuelle, cela entraîne une vision déformée de la sexualité et une difficulté à établir des relations sexuelles saines et équilibrées. L'exposition précoce et excessive à la pornographie peut entraîner des conséquences négatives sur le développement sexuel des adolescents. La pornographie présente des comportements et des scénarios sexuels irréalistes, dépeignant souvent des relations sexuelles sans consentement, des stéréotypes de genre et des pratiques sexuelles extrêmes. Cela peut créer des attentes irréalistes chez les adolescents quant à ce qui est considéré comme normal ou souhaitable dans une relation sexuelle.

*L'adolescent ne trouve dans la pornographie qu'un amas de chairs morcelées et de figures stéréotypées quant à l'homme hyper viril et dominateur, et la femme soumise, toujours consentante... La domination « passe par la maîtrise des usages du corps et l'imposition de ses normes » (Détrez, 2002), normes aujourd'hui largement empreintes des codes de la pornographie, centrées sur la toute-puissance du plaisir masculin et l'instrumentalisation du corps féminin. La différence des sexes n'est donc pas représentée. Ne subsiste que le couple actif/passif en deçà de la reconnaissance du masculin et du féminin.* [12]

Il est donc essentiel que les parents, les éducateurs et les professionnels de la santé sexuelle agissent pour préserver les jeunes de contenus aussi violents ; Un projet de loi visant à réguler et interdire la visualisation de films pornographiques aux mineurs est une bonne initiative, c'est une première avancée vers la conscientisation de la sexualisation des enfants mais cela va-t-il fonctionner ? La sexualité est au bout du téléphone, accessible par un internet jamais censuré. L'industrie du porno sur internet est malheureusement la première industrie du web. Près de 136 milliards de vidéos qui sont visionnées chaque année. Le marché de la pornographie ne cesse de prendre de l'ampleur et se digitalise de plus en plus. Il y a aujourd'hui des dispositifs de réalité augmentée qui permettent aux adeptes du porno une immersion totale dans les films. Comment le cerveau réagit-il face à cela ? C'est une catastrophe pour les générations à venir. En 2016 une étude d'imagerie cérébrale sur l'addiction à la pornographie a mis en lumière le fait que ce type de visionnage active le striatum ventral du cerveau impliqué dans les addictions et le système de récompense [13]. Cette activation provoque ainsi une perte de la sensibilité aux stimulations sexuelles dans le cadre des relations de couple. Les jeunes hommes sont plus sensibles au porno, mais avec l'accès en libre-service à ce genre de contenu les filles sont

12. Barbara Smaniotto Réflexions autour de l'impact de la pornographie... sur la sexualité adolescente dans revue de l'enfance et de l'adolescence 2017 /1 N°95 p 47 à 56

13. BOHLER Sébastien – Le bug humain- 2d Robert Laffont – Paris 2019 p58 -65

également touchées par le phénomène.
Marine, 29 ans
« J'ai été choqué par les images et cela m'a dégoûté, comment les actrices peuvent-elles supporter cela ? »
Lilia, 19 ans
« Le porno est un monde à part, il y en a pour tous les goûts, du plus soft au plus inimaginable c'est aussi effrayant qu'excitant ».
Lucie, 24 ans
« J'ai appris la sexualité au travers la pornographie mais je ne jouis pas comme dans les films ».

Le développement de la sexualité de l'enfant à l'adulte est un processus complexe qui nécessite une attention particulière.
1. Petite enfance : Pendant cette période, les enfants commencent à explorer leur propre corps et à découvrir les différences entre les sexes. Ils peuvent poser des questions sur la reproduction et les parties intimes, ce qui est une occasion pour les parents et les éducateurs de fournir des informations appropriées et adaptées à leur âge.

2. Préadolescence : À mesure que les enfants grandissent, ils commencent à développer une plus grande curiosité sexuelle et une conscience accrue de leur propre identité sexuelle. Ils peuvent commencer à ressentir des attirances romantiques ou sexuelles envers les autres, et les changements pubertaires commencent à se produire.

3. Adolescence : C'est une période de développement sexuel majeur. Les adolescents explorent davantage leur identité sexuelle, leurs désirs et leurs relations intimes. Ils peuvent également faire face à des défis tels que la pression des pairs, la gestion des émotions et la prise de décisions éclairées en matière de sexualité.

4. Âge adulte : À l'âge adulte, la sexualité continue d'évoluer en fonction des expériences personnelles, des relations et des facteurs culturels. Les individus développent leur propre compréhension de leur identité sexuelle, de leurs préférences et de leurs besoins sexuels.

## Méconnaissance du corps

84 % des filles de treize ans ne savent pas comment représenter leur sexe tandis que 53 % de ces mêmes filles savent représenter le sexe masculin. Selon un rapport du Haut conseil d'égalité.

Il est difficile de connaître son corps lorsque l'on ne le voit jamais sous tous ses angles. Nous vivons en miroir dans le regard des autres. Comme dit l'humoriste Florence Foresti « nous passons notre vie à essayer de voir nos fesses dans le miroir sans jamais pouvoir y arriver » et c'est vrai !

Nous savons comment nous sommes constituées de l'extérieur mais qu'en est-il du corps caché ? Comment se le représenter ?

Nous vous proposons un petit exercice simple. Prenez un crayon et dessinez votre anatomie féminine génitale dans l'encadré ci-dessous

Si vous avez dessiné un vagin tout petit et étroit, un utérus et deux ovaires, vous faites partie des femmes qui méconnaissent leur appareil sexuel génital. Il n'y a pas de mal ni de honte à cela. Regardez, ci-dessous une femme de 27 ans a dessiné son sexe. En thérapie psychosomatique intégrative je l'amène progressivement à prendre conscience de sa zone vaginale.

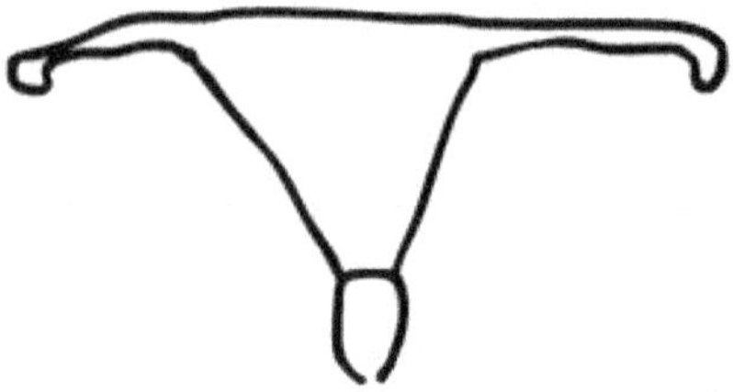

Beaucoup de jeunes femmes arrivent à l'âge adulte en ne connaissant par leur anatomie sexuelle. Sur ce dessin il manque tous les organes du plaisir sexuel, son esprit renvoie uniquement l'image de la fonction reproductrice et d'un vagin trop petit. Cette zone du corps n'a jamais été explorée ou représentée concrètement et est donc totalement abstraite. Conscientiser son sexe n'est pas facile et nous devons le reconnaître entre femme. Comment se créer une image du corps avec des organes si peu voyants ? **Nous avons décrit un peu plus loin l'appareil génital de la femme en détail et sans tabou pour que vous puissiez dans un premier temps vous créer une image organique**.

Alicia 25 ans refuse que l'on approche sa zone vaginale car elle est sale. Pour elle, *les femmes urinent par le clitoris comme les hommes avec leur pénis.*

L'image du corps est intimement liée à l'estime de soi. Elle est en perpétuel changement, surtout à l'adolescence et chez la femme du fait de ses cycles menstruels. Notre corps nous accompagne depuis la naissance, mais s'il est lié à l'estime de soi c'est qu'il est « de mèche » avec le cerveau. L'image du corps « *c'est l'image de notre propre corps que nous formons dans notre esprit.* » Selon Paul Schilder.

Un bébé n'a pas conscience de son corps, c'est à partir du stade du miroir qu'il comprend qu'il est un individu propre. Entre 6 mois et 2 ans, l'enfant comprend que celui qu'il regarde dans le miroir est bien lui. Il reconnaît son image et prend conscience de son individualité. En grandissant, le corps va devenir le témoin de sensations corporelles qui vont être emmagasinées, et les expériences passées vont être enregistrées. L'image du corps va progressivement devenir l'image de soi, une image perceptive mais qui se construit aussi par les pensées, les valeurs et les sentiments personnels, en somme, ce que l'on perçoit de nous-même. L'entourage façonne également les perceptions que l'on peut avoir sur soi-même. L'adolescence à un impact important sur l'image corporelle, le corps se modifie, les organes sexuels font leurs apparitions (poils, poitrines, modification des sexes etc.). L'image que l'adolescent renvoie doit correspondre à une certaine norme vis-à-vis du regard des autres. **Nous pouvons dire que l'image du corps est image que l'on perçoit de nous-même au travers du miroir, l'image sensorielle et affective que notre corps nous fait ressentir et l'image sociale que les autres nous renvoient**.

Le toucher permet de prendre conscience de son corps et crée une image sensorielle de celui-ci, une femme sait qu'elle dispose d'une vulve car lorsqu'elle prend sa douche elle la touche pour se laver. Le vagin lui, est difficilement représentable par le miroir, les sensations sont difficilement identifiables et l'image que l'entourage renvoie de cette zone est fausse et opaque. Le cerveau construit une image du corps où le vagin n'est pas intégré comme organe faisant partie du corps, il n'est donc pas investi psychiquement et

libidinalement. Nous sommes face à l'étrangeté de notre propre corps.
Prenons l'exemple de Lilia 22 ans qui consulte pour vaginisme. Elle a été conditionnée par son entourage depuis son plus jeune âge à occulter le vagin. Il est une zone sale, source d'envie du péché. Ses parents lui inculquent qu'elle n'en a pas besoin, qu'il faut se préserver. La connaissance de son vagin s'est construite à partir de l'image que lui ont renvoyée les livres d'anatomie et aucunement par une image sensorielle. Elle n'a jamais cherché à quoi ressemble son vagin ni ce qu'il peut lui procurer puisqu'il est à l'intérieur du corps et placé derrière la barrière de la virginité. Au moment du rapport sexuel son vagin n'est pas investi psychiquement et sexuellement, par conséquent elle ne parvient pas à l'ouvrir. Il lui faudra plusieurs séances en psychosomatique intégrative pour incorporer la zone vaginale marginalisée par son entourage à son schéma corporel. Nous comprenons ici qu'il devient difficile d'être à l'aise avec le corps d'une personne étrangère si nous ne le sommes pas avec le nôtre.

> La note de l'expert : Le corps est notre meilleur ami ; si des organes et des fonctions du corps sont encore étrangers à l'être humain qui habite ce corps, celui-ci est fragilisé et subit les atteintes des troubles somatiques. Nous sommes face à la crainte de l'étrangeté du corps. J.B. Stora

Shana 27 ans, me consulte pour vaginisme primaire. Son histoire personnelle est marquée par les carences affectives d'une mère diagnostiquée dépressive et paranoïaque. Dès son plus jeune âge elle est rejetée par sa mère qui fait de nombreux allers-retours à l'hôpital psychiatrique. Elle est également peu soutenue par son père. Très tôt elle devient une aide au domicile familial, elle me rapporte qu'elle faisait le ménage et les lessives en rentrant de l'école car sa mère restait inerte sur le canapé à cause des antidépresseurs. Shana était harcelée à l'école car son look dénotait de celui des autres, elle ne portait pas les vêtements à la mode et de marques comme ses camarades. Ses vêtements étaient souvent tachés et troués. En plus de la pression sociale, Shana est atteinte d'une cyphose dorsale très prononcée, elle vit et grandit dans la douleur, le rejet et la honte d'elle-même. Ses parents ne consulteront pas de spécialistes pour ses maux de dos. Son développement psychosexuel est presque inexistant et son corps déformé ne lui permet pas de prendre confiance en elle. Sa mère décède alors qu'elle n'a que 18 ans. Elle vit avec son père.

Sa démarche est altérée par la maladie et son centre de gravité est mis à mal. Tous ces évènements marquants et traumatisants vont engendrer un vaginisme primaire qu'elle découvre à 22 ans lors de son premier rapport sexuel. Shana est en couple depuis 5 ans avec un homme qu'elle qualifie de très doux et encore vierge. Le couple s'est ainsi constitué autour des troubles sexuels qui les entourent. Le vaginisme de Shana est en partie dû aux nombreux traumatismes de son enfance, à sa honte d'exister, à des carences affectives énormes et au fait que son périnée est trop sollicité par l'hypertrophie dorsale. En thérapie psychosomatique intégrative je mets en place des séances lui permettant de récupérer en narcissisme, d'apprendre sur son corps et de reprendre le cours de son développement psychosexuel et psycho-affectif. Nous faisons ensemble des séances de sophrologie pour lui permettre de se reconnecter avec son corps qu'elle a mis à distance. C'est son envie de grossesse qui la pousse à me consulter mais le vaginisme ne lui permet pas d'être éligible à la procréation médicalement assistée. Elle doit par conséquent faire face à ses peurs et soigner son trouble sexuel pour y parvenir.

Les séances psycho-corporelles que je lui propose posent un cadre sécurisant où elle peut se libérer par la parole jusqu'à présent bridée par la honte. La sophrologie va l'aider à maîtriser ses peurs et intégrer un schéma corporel inexistant jusqu'à présent. Après un an de thérapie en psychosomatique intégrative elle réussit à érotiser son vagin et avoir son premier rapport sexuel avec pénétration totale. En réconciliant son corps et son esprit Shana est parvenue sans crainte à aborder une sexualité qu'elle pensait « fichue d'avance ».

# Rigidité musculaire du périnée

Le périnée est l'organe musculaire responsable de l'incapacité de pénétration et nous lui consacrons un chapitre entier. À l'approche de la pénétration les muscles périnéaux se contractent de manière réflexe involontaire et laissent place à un mur impénétrable. La femme vaginique va alors plonger dans des interrogations profondes et essayer de trouver du sens à cela. En cas de vaginisme primaire la jeune femme se trouve face à la méconnaissance de son corps et pense qu'elle n'a peut-être pas de vagin, que la sexualité n'est pas faite pour elle, qu'elle n'est pas normale, elle va peu à peu perdre confiance et l'estime d'elle-même.
Cette rigidité musculaire peut être due à la suite d'un traumatisme directement lié aux muscles et tissus mous du périnée (accouchement, IVG, chirurgie endovaginale). Dans ce cas, les déchirures musculaires entraînent l'hypertonie des muscles blessés et la formation de cicatrices adhérentes peu souple. Mais dans la majorité des cas le périnée est intact, la rigidité trouve son origine bien plus loin. Voir chapitre périnée.

## Le « NON »

Nous avons évoqué le fait que le vaginisme est un **Non corporel**. Si vous avez déjà joué à « ni oui - ni non » vous êtes consciente que ces deux mots font partie intégrante de notre vocabulaire et qu'il est difficile de ne pas les prononcer à tout bout de champ. Dans une journée nous disons oui et non des dizaines de fois sans forcément nous en rendre compte. Le oui exprime un accord et le non un refus, un non-consentement. Le Non impose une limite entre soi et l'autre, il est lié aux valeurs acquises.

Vers 2 ans l'enfant entre dans une période durant laquelle il prend logiquement de l'autonomie par rapport à ses parents (le terrible two). Il va vouloir affirmer ses propres choix, il est conscient de son individualité et exprime son refus. En disant non, l'enfant montre qu'il a des choix différents de ses parents et qu'il s'identifie. Cette période, ce que R. Spitz appelle « le stade du non [14] », fait partie intégrante de la maturation psychologique de l'enfant. Néanmoins, beaucoup de personnes ne savent pas dire non. Cette incapacité de dire « Non » veut dire que l'on prête plus d'attention aux désirs des autres qu'aux siens.

L'incapacité de certaines personnes à dire non peut être attribuée à de nombreux facteurs. L'une des explications possibles est liée au développement de la personnalité et à la dynamique des relations interpersonnelles pendant l'enfance.

Comme vous avez pu le découvrir en amont, l'enfance est une période cruciale à la formation de la personnalité. Les expériences vécues pendant cette période et en particulier les relations avec les figures d'autorité, telles que les

14. Spitz René A. – De la naissance à la parole – 1968 – p 27 à 38

parents, peuvent influencer la capacité d'une personne à exprimer ses besoins et ses limites. Si un enfant a été élevé dans un environnement où il était découragé ou puni lorsqu'il exprimait ses désirs ou ses opinions, il peut développer une tendance à éviter les conflits et à se conformer aux attentes des autres (notion de faux self D. Winnicott). Cette dynamique peut se poursuivre à l'âge adulte où la personne peut avoir du mal à dire non par peur de la désapprobation, de l'abandon, ou de la confrontation. D'autres facteurs tels que la peur de l'échec, le besoin d'être aimé, ou une faible estime de soi peuvent également contribuer à cette difficulté à dire non.
Vous a-t-on appris à vous affirmer, à dire non ? Avez-vous peur de blesser l'autre si vous lui dites Non ? Êtes-vous la personne à qui l'on vient toujours demander un service ? Dire NON pose une limite, qu'elles sont vos limites ?

# Le harcèlement

Le harcèlement peut prendre plusieurs formes mais dans un contexte global il consiste à infliger à quelqu'un des actes malveillants de manière répétitive dans le but de lui nuire. Le processus du harcèlement détruit psychiquement une personne et vise à l'amener progressivement vers une dépréciation d'elle-même. À force de dire à quelqu'un qu'il est nul ou laid de manière répétée il va finir par y croire et s'infliger un discours d'auto-dévalorisation.

Dans les cours des écoles ou au travail le harcèlement est très présent et se transforme souvent en cyberharcèlement. Le harcèlement ne cesse jamais si le ou les harceleurs ne sont pas arrêtés. Il faut savoir que le harcèlement moral, scolaire, professionnel, de rue ou sexuel est passible de peine de prison et d'amendes prévues par la loi. Il s'agit d'un délit qu'il faut dénoncer pour pouvoir en sortir. Mais la réalité est toute autre. En effet, le harcèlement correspond à des codes collectifs en matière de mœurs. Le groupe ou la personne harceleuse tolère telle chose et n'en tolère pas une autre. C'est le manque de tolérance et la peur face à la différence qui amorce le harcèlement. Une personne peut être fière d'avoir accompli telle tâche au travail ou à l'école, elle peut être fière de revêtir tel look à l'école ou dans la rue, et se voit exclue, humiliée pour les qualités qu'elle pensait avoir.

Cette exclusion sociale provoque le sentiment de honte qui va plonger la victime de harcèlement dans le silence, le cercle vicieux est alors mis en place. La personne harcelée connaît des agressions verbales ou physiques répétées qui l'entraînent dans un stress permanent de survie [15]. Il s'agit d'une attaque du narcissisme de l'autre par le biais de dépréciation, d'humiliation et de mépris. La sphère psycho-affective est profondément atteinte et laisse la victime seule face à ses traumatismes répétés. Elle se sent parfois coupable des traitements qui lui sont infligés et le justifie de manière complètement paradoxale. Cette atteinte psychique a des répercussions directes sur la dimension neurologique, psycho-affective et entraîne des somatisations parmi lesquelles on retrouve : des troubles du sommeil, des troubles anxieux, des troubles de la régulation émotionnelle, des atteintes de la peau, des dorsalgies, des troubles rhumatologiques, digestifs, gynécologiques et sexuels, etc. Le système psychique et le système endocrinien débordent, le corps répond aux attaques par réflexe de survie et peut dans certains cas provoquer du vaginisme.

Témoignage de Claire, 23 ans étudiante en droit qui me consulte dans le cadre de son vaginisme primaire.
Claire est une jeune femme qui souffre d'obésité morbide depuis son plus jeune âge. Elle est un « bébé pilule » comme elle le dit, ses parents l'ont eu jeune et ne l'avaient donc pas prévue. Claire définit sa relation mère-fille comme fusionnelle, « *ma mère est ma confidente, ma seule copine et je fais tout avec elle, je crois même que je la saoule* ». En revanche, elle ne semble pas apprécier son père « *il cherche toujours à s'accaparer maman, il n'a pas les mêmes délires que nous, il ne me sert à rien et souhaite sans arrêt contrôler mon poids* ». Claire est enfant unique, elle a développé des Tocs vers l'âge de 5 ans qui consistaient à vérifier chaque ouverture de porte et de fenêtre avant d'aller se coucher dans la chambre parentale malgré le fait qu'elle avait une chambre personnelle. Les tocs infantiles traduisent des angoisses de la période pré-verbale. Claire s'endormait

15. Bilheran Ariane – Le harcèlement moral – Armand colin – p10-50

souvent entre ses deux parents jusqu'à l'âge de 14 ans, ce que l'on peut également traduire par une angoisse de séparation et un manque d'accordage affectif car cette angoisse se développe généralement entre 10 et 18 mois. À l'école, elle est rapidement moquée par les enfants au sujet de son poids. La maman est décrite comme « *coquette, mince et croqueuse d'hommes, elle a trompé mon père plusieurs fois mais il reste avec elle, ma mère est canon j'aimerais lui ressembler physiquement mais elle remplit sans arrêt mon assiette* ».

Elle est victime de la grossophobie des enfants, puis des adolescents et des jeunes adultes de la faculté. Le harcèlement qu'elle subit depuis des années a très certainement créé des traumatismes qui n'ont pas été résolus. Claire n'est pas repliée sur elle-même, son look n'est pas dans « la norme », elle est souvent habillée de manière flashy et extravagante, cela lui permet d'exister tant bien que mal. Ses provocations vestimentaires peuvent s'apparenter à une forte demande d'attention qu'elle n'a jamais eu de la part de ses parents. Elle a son premier petit copain à l'âge de 16 ans, la relation va durer 2 mois avant qu'elle s'aperçoive qu'il s'agissait en réalité d'un pari malsain qui consistait à savoir « *comment cela fait de se taper une grosse* ». Très profondément blessée dans son narcissisme elle fait une tentative de suicide médicamenteuse. Elle est depuis ce jour sous traitement antidépresseur et suivie par un psychiatre « *il me bourre de médocs qui me font grossir* ».

À 18 ans elle pense trouver l'amour auprès d'un garçon légèrement plus âgé qu'elle, mais sa dépendance affective l'aveugle, elle tombe sous l'emprise de cet homme qui souhaite la voir grossir de plus bel pour assouvir ses fantasmes. Ils n'auront pas de relations sexuelles vaginales, Claire a mal et a peur de son partenaire « *il est en trans et devient comme un animal, il me mord, me crache dessus, m'humilie* ». Claire trouve le courage de mettre un terme à la relation et entame un régime sur les recommandations de sa mère. Claire parvient à perdre 10 kg mais s'enfonce dans la dépression. Les vêtements colorés laissent place au noir, un look gothique et des tatouages sur le thème de la mort. Ses pulsions de morts l'entraînent dans une spirale mortifère dont elle peine à sortir. Son malaise dure près de 2 ans, elle arrête les cours et se fait interner à trois reprises dans un hôpital psychiatrique.

Elle débute une cure amincissante dans un centre où elle fait la rencontre d'une jeune femme. Mais au bout de quelques mois elle se met en couple avec elle et se trouve face à une incapacité de pénétration, « *avec elle je ne risque pas de souffrir, nous nous comprenons* ». Sa relation homosexuelle est mal vue par sa famille, ils ne comprennent pas comment « *elle a pu en arriver là* ». Claire se sent seule et incomprise, elle apprend le mandarin et commence à le parler couramment. Ici, nous sommes face à une jeune fille a subi de nombreux traumatismes dus au harcèlement et qui présente des troubles de l'attachement suite à des carences affectives maternelles. En effet, même si la relation lui semble fusionnelle, Claire ne correspond pas aux attentes de sa mère qui a honte d'elle « *elle m'appelle son petit boulet et ne veut jamais m'amener en soirée avec elle car on dirait Laurel et Hardi* « . Le fait que cette dernière remplisse son assiette à ras bord depuis son enfance peut nous interroger sur ses réelles motivations en tant que mère. le père quant à lui a tenté d'intervenir en tant que tiers séparateur dans la dyade mère-fille mais en vain, il est exclu du duo. Claire est alors face à une mère phallique narcissique toute-puissante qui ne lui permet pas de s'identifier à elle, elle est physiquement jolie mais « *très manipulatrice avec les hommes* », ce qui semble gêner sa

fille.
Le harcèlement chronique et les deux relations amoureuses toxiques ont marqué de manière somato-psychique son développement psychosexuel. Claire est multi-traumatisée et dépendante affective, son homosexualité latente traduisait une envie de ne surtout pas ressembler à sa mère, elle parle d'ailleurs le mandarin avec sa partenaire au quotidien. Ici nous pouvons imaginer un rejet de la langue maternelle. Après quelques séances de sophrologie et psychosomatique intégrative Claire commence à conscientiser son corps comme lui étant propre et non plus la propriété de sa mère « *personne ne remplit mon assiette et bizarrement je perds du poids sans faire forcement attention* ». Nous faisons ensemble un travail psychique pour réparer son développement psychosexuel jusqu'alors laissé de côté par ses parents et profondément altéré par les harcèlements. Son père a été le premier à faire un pas vers elle après son coming out et les relations père-fille s'améliorent pour laisser place à une complicité oubliée depuis l'enfance. La mère en revanche reste en retrait de sa fille. Claire vient en thérapie une fois par semaine depuis quelques mois. Le vaginisme dont elle fait l'objet s'estompe progressivement et les couleurs ont refait surface dans sa garde-robe. Claire réapprend à vivre et reprend les cours. J'adopte une posture maternelle avec elle et lui permets de se renarcissiser petit à petit. Avec l'aide des dilatateurs vaginaux elle réussit à avoir des rapports avec stimulations vaginales satisfaisants pour la première fois et se sent fière d'accomplir avec sa partenaire ce qu'aucun homme n'a pu réaliser.

# Traumatismes

Le traumatisme est une réponse émotionnelle à une blessure qui submerge l'individu, elle peut être psychique et/ou physique et/ou sexuelle.

**Parmi les traumatismes physiques** qui peuvent causer du vaginisme nous retrouvons des déséquilibres de la posture suite à une malformation osseuse, un accident, des chutes sur le bassin ou le coccyx, un accouchement ou le renforcement hypertonique du périnée dû à la pratique d'un sport à risque (équitation, roller, patin à glace, sport de combat [16] etc.). Le périnée agit comme contre balancier et permet une bonne posture. Ainsi, une simple entorse ou une opération du bassin vont influer sur les mécanismes périnéaux et potentiellement causer du vaginisme. Si vous vous penchez en avant vous allez constater que votre périnée se contracte et participe au maintien de votre équilibre.

**Les traumatismes psychiques de la période pré-verbale** (0-2ans) sont plus sournois et agissent dans l'ombre de l'inconscient. Ils laissent des traces corporelles que le tout petit ne peut pas élaborer mentalement à cause de son immaturité psychique et neuronale. Il peut s'agir de violence au sein du couple parental, de dépression maternelle, d'une nourrice peu attentive, de violences, d'un abandon, ou plus simplement un passage vers la propreté forcée, etc.

16. Grimaldi Martine - Le périnée féminin douloureux – p 20-45

> Le saviez-vous ? Dans les années 80 il était d'usage de mettre les enfants sur le pot après le repas ou à heure fixe, cette pratique est pourtant très néfaste pour la conscientisation des sphincters anaux et vaginaux de la petite fille, son système nerveux encore immature, éprouve de fortes difficultés pour contrôler consciemment la vessie et les sphincters. Elle apprend à se retenir trop tôt. Une étude publiée par le Dr Steve Hodges souligne le fait qu'une démarche si précoce est inutile voire dangereuse. L'étude met en avant le lien entre la présence trop tôt sur le pot et l'apparition plus tard de pathologies associées aux fuites urinaires (pertes par impériosité, incontinence diurne) ou au contraire à la constipation pouvant provoquer des blocages inconscients des sphincters.

**Le traumatisme psychique** ou choc émotionnel peut avoir un impact significatif sur la santé mentale et physique d'une personne. Il s'agit d'expérience soudaine et intense provoquée par un danger, une perte, un abandon, un harcèlement, un deuil etc. Lorsqu'une personne subit un traumatisme psychique, cela peut déclencher une réponse de stress intense qui peut perturber le fonctionnement normal du corps. Lors d'un traumatisme, la somatisation fait référence à la conversion de la détresse émotionnelle en symptômes physiques.

Il est important de noter que le vaginisme peut être causé par différentes raisons, et les **traumatismes sexuels** peuvent en être une. Les expériences traumatisantes peuvent créer des associations négatives avec la sexualité, provoquer de l'anxiété, de la peur ou encore une réponse de protection du corps. Qu'ils aient été commis durant l'enfance ou plus tard, les traumatismes sexuels marquent profondément la victime. Ce type de traumatisme dépersonnalise et dépossède les victimes de leurs corps. Une reconstruction psycho-affective, psychosexuelle et corporelle doit être envisagée avec un professionnel de santé mental pour y remédier.

**L'inceste**

Un enfant victime d'inceste devient, à son insu, complice de la perversion sexuelle de son agresseur. Son psychisme se fragmente et il ressent à court et long terme une grande détresse émotionnelle, de la honte et de la culpabilité. Le développement psychosexuel de l'enfant encore innocent est alors entravé et très fortement perturbé pour les années à venir. L'inceste constitue un crime qui entraîne un refoulement des faits dont l'intensité varie selon l'âge où il s'est produit : plus le trauma est précoce, plus le refoulement est tenace. Lorsque la victime prend conscience de son agression, la honte s'empare d'elle et laisse peu de place à la confidence[17]. L'enfant devenu adolescent ou adulte peine souvent à accuser son agresseur car il fait partie de la famille et a agi dans l'ombre et le contraint au silence avec une manipulation extrêmement perverse. Sándor Ferenczi rapporte que les enfants se sentent physiquement sans défense, leur personnalité est encore trop faible pour pouvoir protester, même en pensée. La force et l'autorité écrasante des adultes les rendent muets, et peuvent même leur faire perdre conscience. « *Mais cette peur, quand elle a atteint un point culminant, les oblige à se soumettre automatiquement à la volonté de l'agresseur, à deviner le moindre de ses désirs, à obéir en s'oubliant complètement et en s'identifiant à l'agresseur*[18] »

17. Gérard Bonnet – Les perversions sexuelles – que sais-je – p 93

18. Sándor ferenczi – confusion de langue entre l'adulte et l'enfant – éd 2004 p45

Dans le cas de l'inceste, les enfants peuvent développer à l'âge adulte une inhibition de la sexualité qui est susceptible de déclencher des troubles sexuels parmi lesquels nous pouvons recenser le vaginisme.

**Le viol**

Le viol prend des formes aussi diverses qu'inattendu : viol par un inconnu, viol en groupe, viol conjugal, viol de guerre etc. Le viol constitue un crime dont la violence est radicale et laisse la victime dans un traumatisme très profond. Le viol ne se résume pas simplement à la pénétration brutale du sexe, mais à toute pénétration et attouchements brutaux imposés sans consentement. Il est perçu tel un envahissement du corps qui laisse les chaires et l'âme meurtrie. Les victimes de viol peuvent parfois se blâmer elles-mêmes pour ce qui leur est arrivé, en pensant qu'elles auraient pu faire quelque chose pour éviter la situation ou en se sentant paradoxalement responsables de l'agression. Les répercussions psychiques et psychiques après un viol sont de taille et peuvent laisser un terrain favorable au stress post-traumatique et aux somatisations. Dans le couple le viol existe également, il se produit de manière répété et détruit la partenaire. Toutes les femmes ne développent pas de vaginisme après un viol mais il peut en être la cause.

Nous ne passerons pas en revue tous les traumatismes car chaque histoire est différente mais nous allons tenter d'expliquer comment les traumatismes, qu'ils soient physiques et /ou psychologiques, se répercutent sur le corps et créent des somatisations comme dans le cas du vaginisme.
Lorsque l'on se trouve face à un danger imminent, le cerveau et plus précisément le système nerveux met le corps en état d'alerte. Il analyse la situation et libère les

différentes hormones du stress pour répondre au danger, à savoir l'adrénaline et le cortisol. Ces hormones vont activer différents comportements comme la fuite ou la lutte et parfois la peur paralysante.

Si la douleur physique et/ou psychique est trop intense ou répétitive dans le temps, le système psychique va se déconnecter momentanément par un état de sidération du cerveau. Il s'agit d'un mécanisme de survie. Lors d'un traumatisme, le cerveau enclenche la production des hormones du stress en très grande quantité, voire toxique. Afin de protéger les organes vitaux de la production excessive hormonale, le cerveau fait disjoncter le circuit émotionnel de l'appareil psychique par sidération.

**La sidération traumatique** est une réponse de survie instinctive du corps face à une menace perçue. Elle va couper momentanément l'individu traumatisé par l'évènement de ses affects. La personne ayant subi le traumatisme va ainsi se dédoubler de manière traumatique (dissociation traumatique). Par conséquent, la sidération qu'engendre le cerveau pendant un traumatisme préserve notre vie.

**La dissociation traumatique** permet donc à la personne victime d'un traumatisme de se couper de ses affects douloureux afin qu'elle puisse reprendre le cours de sa vie d'une part. Mais d'autre part, la dissociation traumatique engendre un **stress post – traumatique** omniprésent qui pousse la victime à se remémorer le trauma avec tous les affects négatifs qui le composent. C'est ce que l'on appelle **la reviviscence traumatique**. Il s'agit d'une expérience subjective où la personne revit de manière récurrente et involontaire les souvenirs traumatisants de l'événement. Cela peut se produire sous forme de cauchemars, de flash-back, où la personne a l'impression de revivre l'événement avec une intensité émotionnelle similaire à celle de l'expérience initiale. Elle pousse la victime à vivre dans un stress permanent où chaque objet, lieu, situation lui rappelle l'événement traumatisant. Les conséquences du stress post-traumatique sont de taille et engendrent des somatisations.

Les thérapies cognitivo–comportementale (TCC) et/ou la thérapie EMDR (Eye Movement Desensitization and Reprocessing) donnent de bons résultats pour aider à retraiter les souvenirs traumatiques et à réduire leurs impacts émotionnels.

Il n'y a pas de petits ou gros traumatismes, il y a traumatisme tout court.

Prenons l'exemple d'une jeune femme atteinte de vaginisme. Sabine 26 ans est avocate et me consulte parce qu'elle souffre de troubles de l'alimentation mais avant tout de vaginisme primaire. Elle est anorexique et désir entreprendre un projet de grossesse mais sa maigreur lui crée des aménorrhées ; Elle a eu une enfance qu'elle qualifie de normale à une exception. Ses parents et surtout son père la forçaient à finir son assiette jusqu'à en avoir la nausée. Manger était devenu source d'angoisses, elle craignait son père. Après de nombreuses séances de psychosomatique intégrative, elle a réussi à élaborer mentalement son traumatisme de la petite enfance et créer des liens avec le vaginisme. Son cerveau sidéré d'enfant a ainsi encodé que l'homme était dangereux et que toute intrusion était un danger pour son corps, que ce soit la nourriture, un tampon, une prise de sang, un doigt ou le sexe de son partenaire. Son traumatisme se répétait à chaque tentative de pénétration. Le travail d'élaboration psychique que je lui ai proposé en cabinet lui a permis de sortir en toute sécurité de ses troubles de l'alimentation et du vaginisme. Quelques années plus tard elle est fière d'être une maman épanouie qui poursuit sa deuxième grossesse.

La note de l'expert : Lorsqu'un événement de nature traumatique ou dont l'intensité émotionnelle est très élevée de façon ponctuelle, survient, il s'effectue alors au niveau de l'appareil psychique des déliaisons entre les représentations mentales et les affects. Si le travail psychique ne peut s'effectuer dans un délai raisonnable, le quantum d'excitations ne peut être traité au niveau de l'appareil mental, il est alors transmis au niveau de sous-systèmes neuronaux qui vont, en fonction de leur programmation propre, activer les différents circuits biologiques de défense de l'organisme. J.B. Stora

Le saviez-vous ? Vous avez certainement entendu l'expression « mort de peur » pour décrire une grande frayeur. Sachez que mourir de peur ou après un gros choc émotionnel est un phénomène qui a été observés et que l'on ne retrouve pas que dans les films. Après un choc émotionnel ou une peur violente, les hormones du stress sont libérées, le cœur s'accélère et la tension artérielle augmente pendant quelques minutes jusqu'à retrouver une homéostasie. Mais dans certains cas de personnes à risques, une douleur au thorax apparaît ainsi qu'une modification de l'électrocardiogramme pouvant entraîner la mort, c'est le syndrome du cœur brisé ou de « takotsubo [a] ». Mourir de peur ou par suite d'un trop gros choc émotionnel reste rare mais tout à fait possible.

---

*a.* Syndrome de Takotsubo : mythe ou réalité ? Anaïs Luya Schmidt François Mach Revue Médicale suisse N°205 cardiologie - 2009

## Violences gynécologiques

« Dans la famille taboue », nous demandons les violences gynécologiques !

Les violences gynécologiques sont susceptibles d'être traumatisantes pour une femme. Elles sont particulièrement présentes en France et sont reconnues depuis peu par beaucoup de sages-femmes qui reconnaissent en avoir commis dans leur carrière de manière involontaire ou non (par manque de moyen et de temps). Le hashtag « je suis maltraitante » a été créé à cet égard[19]. Ce sont des actes inappropriés ou non consentis par la patiente allant de la simple remarque sexiste à l'épisiotomie. Ces actes peuvent être d'une grande violence lorsqu'ils sont forcés ou imprévus.

Parmi ces violences, le toucher vaginal est une pratique très fréquente et quasi systématique lors des rendez-vous gynécologiques contrairement à notre voisin britannique. Il est pratiqué que ce soit lors d'un contrôle de routine, pour un frottis, pour une contraception, mais également à chaque rendez-vous pendant la grossesse. Il peut être très mal vécu s'il n'est pas amené avec bienveillance et douceur pour une femme vaginique. De surcroît, la lubrification n'est pas automatique pour les praticiens, ce qui peut rendre cet examen encore plus inconfortable voire très douloureux pour certaines.

Une sage-femme pratique un toucher vaginal pour contrôler l'avancée du travail d'une femme lorsqu'elle accouche à chaque heure alors que l'OMS* en recommande un toutes les 4 heures !

---

19. Anna Roy – podcast -sage meuf - europe1

Même s'il est vrai qu'aujourd'hui le personnel obstétrique s'est rendu compte que ces touchers vaginaux (pendant la grossesse uniquement) n'étaient plus aussi indispensables et nécessaires qu'ils ne le pensaient auparavant, ils restent de mise pendant le travail ou pour toute autre consultation gynécologiques. Une femme vaginique appréhende énormément ses rendez-vous gynécologiques. Pour celles qui sont déjà allées chez le gynécologue, souvenez-vous de cette phrase « Je vous laisse vous déshabiller », heu... Le haut, le bas, les deux ?
Comment être à l'aise lorsque l'on se met à nu devant le praticien sans même savoir pourquoi ? Y a-t-il vraiment besoin d'un toucher vaginal pour me prescrire la pilule ?
Beaucoup de femmes sont très déstabilisées devant cette mise à nue ou demi-nue, sans oublier la lampe qui met l'intimité féminine en lumière comme jamais. Qui n'a jamais resserré ses jambes lorsqu'elle avait les pieds sur les étriers à la vue du spéculum ? Détendez-vous cela va bien se passer, laissez tomber vos genoux sur les côtés !
Chez certains gynécologues le lubrifiant ne fait même pas partie de l'auscultation, ce qui a pour conséquence une pénétration des doigts ou du spéculum très désagréable voire très douloureuse. L'acte médical est perçu comme une intrusion barbare qui laisse la patiente vaginique dans un désarroi qu'elle n'ose pas verbaliser à son médecin car il est le sachant.

Témoignage : Lilou 18 ans me raconte sa consultation gynécologique traumatisante. Elle consulte son gynécologue pour une mycose. Elle se trouve devant cette lampe avec son gynécologue entre les jambes, mais elle a du mal à se détendre. Ses jambes sont tendues sur les étriers à la vue du spéculum. Elle ne peut même pas toucher sa vulve car la douleur de la mycose l'en empêche mais le gynécologue va essayer tout de même de lui introduire le spéculum sans lubrifiant. Elle a mal et demande d'arrêter l'auscultation mais cela énerve son praticien qui menace de ne pas lui donner de traitement s'il ne peut pas voir à l'intérieur du vagin. Lilou se laisse faire mais la douleur et l'émotion qui l'accompagne sont intenses. Imaginez dans quel état psychologique se retrouvera Lilou si elle recontracte une autre mycose ?

Il y a depuis peu une meilleure prise en charge de l'intimité. Le praticien demande à sa patiente de se déshabiller derrière un paravent, et dépose un drap sur ses jambes pour éviter que l'acte médical ne soit trop intrusif psychologiquement, mais cette dynamique bienveillante ne se pratique pas encore dans tous les cabinets.
Une femme vaginique qui va chez son gynécologue a besoin d'être rassurée, de trouver un écho bienveillant à son incapacité de pénétration. Elle n'a pas besoin d'un frottis ni que l'on minimise ses symptômes. Le vaginisme est un trouble peu connu qui laisse certains gynécologues perplexes voir dans le jugement. Sommes-nous face à la honte du sachant qui ne sait pas ?

Témoignage Karina 24 ans, souffre de vaginisme et consulte pour son endométriose. Elle n'a jamais eu de rapport sexuel avec pénétration complète, mais sa gynécologue lui fait tout de même un frottis malgré son non-consentement. La douleur est très intense, elle pleure, elle saigne et dira en séance « si cela avait été un homme je l'aurais pris comme un viol ».
Meriem, 21 ans, consulte également pour vaginisme. Elle refuse l'acte médical mais se voit moquée par son gynécologue qui lui rétorque « Il faut forcer, ça ira, chaque femme en passe par là au début ». Elle repart de son rendez-vous encore plus mal psychologiquement qu'elle était arrivée.
Laetitia 20 ans : « Je me suis rendue chez la gynécologue

en lui expliquant que je n'arrivais pas à avoir de rapport avec mon petit ami. Elle m'a examiné, elle a bien constaté que mon vagin était rigide et fermé lorsqu'elle a essayé d'introduire ses doigts. Elle m'a finalement dit que mon hymen pouvait être trop épais ce qui bloquait l'entrée de mon vagin et m'informe que des opérations « légères » (qui sont en fait une incision de l'hymen) se font pour les filles dans le même cas que moi. »

Bien sûr, il ne s'agit pas de la majorité des gynécologues et sages-femmes fort heureusement, mais que des violences gynécologiques existent encore au XXIe siècle parait telle une absurdité. Parmi les causes il y a le manque de personnel dans les hôpitaux et le manque de formation psychologique des médecins. La dimension psychologique des patientes, qu'elles soient atteintes ou non d'une pathologie, est à prendre très sérieusement en considération. Prévenir la patiente du déroulement de l'acte médical peut apaiser ses tensions. Lorsqu'un gynécologue ou une sage-femme décrit ce qu'il va faire et demande le consentement de sa patiente il la prend en considération et installe un climat de confiance.

# Grossesse

Pour la plupart des femmes, avoir un enfant est un acte tout à fait naturel. Cependant, il ne l'est pas pour les femmes atteintes de vaginisme. La grossesse peut être une phobie pour certaines, en lien avec la méconnaissance du corps ou tout simplement la peur de l'inconnu et la peur d'accoucher. La peur de tomber enceinte peut être une des causes au vaginisme, elle pousse à éviter le rapport avec pénétration, car pour certaines femmes vaginiques, accepter la pénétration devient par conséquent accepter de tomber enceinte.
Le désir de grossesse est d'ailleurs un des motifs principaux qui pousse les femmes atteintes du trouble à consulter. Il est tout de même préférable d'entamer un parcours de soins autour du vaginisme avant de débuter une grossesse. Il existe quelques cliniques espagnoles qui proposent un parcours PMA avec un protocole adapté aux femmes vaginiques (sédation, examens adaptés, prise en charge globale du trouble, etc.). En France, le vaginisme n'est pas un motif recevable pour accéder à la Procréation Médicalement Assistée (PMA). Il existe également des femmes qui parviennent à tomber enceintes sans pénétration, en déposant le sperme de leur partenaire à l'entrée du vagin ou via une pipette « d'insémination maison » sans l'introduire profondément. Dans ce cas, le vaginisme reste non résolu et la peur d'accoucher se fait d'autant plus grande, la future mère se voit terrorisée à l'approche de l'accouchement par voie basse.
Dans le cas d'un vaginisme primaire partiel, la grossesse est possible mais peut parfois être une période stressante et anxiogène pour certaines femmes. Les changements hormonaux, physiques et émotionnels peuvent aggraver le

vaginisme. Il est important de parler ouvertement à son partenaire et à son professionnel de santé pour trouver des solutions adaptées. Parfois, il peut être nécessaire de consulter un sexologue ou un thérapeute spécialisé en périnatalité et dans les troubles de la sexualité pour trouver des solutions.
Il est également recommandé de ne pas hésiter à prendre soin de soi pendant la grossesse, que ce soit par le biais de séances de relaxation, de méditation, ou encore d'exercices de respiration pour réduire le stress et l'anxiété qui peuvent aggraver le vaginisme. Il est important de prendre soin de son bien-être émotionnel et physique pendant cette période afin de vivre au mieux sa grossesse et surmonter les difficultés liées au vaginisme.

## Comment se passe le suivi ?

Il est primordial d'informer les professionnels de santé en premier lieu que vous avez un vaginisme ou que vous venez d'en sortir pour éviter toute maladresse et installer un climat de confiance. N'hésitez pas à le préciser dans le projet de Naissance. Le personnel soignant (gynécologues, sage-femme etc.) est de plus en plus au fait de ce trouble et sait mieux adapter les soins lorsque le cas se présente. Les touchers vaginaux pendant la grossesse ne sont plus obligatoires (sauf indications médicales). Dans la majorité des cas, les praticiens vous demandent avant de vous toucher et vous expliquent les différentes manœuvres qu'ils effectuent.
L'accouchement fait écho aux douleurs pelviennes tout comme le vaginisme. La péridurale permet de vivre un accouchement plus sereinement pour celles qui redoutent ces douleurs. Il est toutefois recommandé de suivre une thérapie pendant la grossesse.

## Accouchement

L'accouchement est un évènement empreint d'émotions et de stress pour toutes les femmes. Ce saut vers l'inconnu est générateur de nombreuses interrogations et devient rapidement une source d'angoisses pour une femme atteinte de vaginisme ou qui vient d'en sortir. Certaines femmes préféreront demander une césarienne dite « de confort » pour éviter d'accoucher par voie basse. Les césariennes de convenance sont de plus en plus demandées[20]. Elles permettent de ne pas ressentir les douleurs de contractions, évitent un traumatisme au niveau du périnée et permettent de programmer la naissance du bébé. Certains médecins accepteront de pratiquer une césarienne mais la plupart refuseront pour des questions d'éthique sachant que l'opération est porteuse d'un certain nombre de risques.

Voici quelques idées reçues recensées par l'association « Césarine » sur la césarienne et la réponse du personnel soignant :

« Une césarienne est plus rapide qu'un accouchement »
Vrai si l'on s'arrête à l'acte lui-même, mais faux si l'on intègre à cela le temps passé allongée avec une perfusion et une sonde urinaire.

« Avec une césarienne, je n'aurai pas mal »
Certes, avec une césarienne, on ne passe pas plusieurs heures à subir des contractions. Mais à l'inverse, après

20. Par exemple, aux Etats-Unis, une conférence d'état de l'art sur la césarienne sur demande maternelle indique que "on estime qu'approximativement 4 à 18% des césariennes sont sur demande maternelle" (ce qui correspond à environ 1% à 4,5% des naissances) et ajoute que "la validité de ces estimations est discutable" - en effet la plupart des hôpitaux n'enregistrent pas la notion de "demande maternelle" dans leurs dossiers.

une césarienne, le ventre aura été ouvert puis suturé : des difficultés pour se lever et marcher peuvent apparaître pendant quelques jours. Même si le traitement de la douleur en post-opératoire s'améliore constamment, les suites d'une césarienne peuvent être douloureuses.

« La césarienne est sans risque pour la mère »

La césarienne est une intervention chirurgicale, de mieux en mieux maîtrisée, mais qui comporte les mêmes risques que toute autre intervention. Citons par exemple le risque de phlébite (risque prévenu par des injections dans les jours suivant l'opération), le risque d'infection de la cicatrice, ou encore le risque d'infection urinaire dû à la sonde. A plus long terme, la césarienne augmente les risques sur les grossesses suivantes : le risque de rupture utérine bien entendu, mais aussi le risque de mauvaise insertion du placenta.

« La césarienne est sans risque pour l'enfant »

Il arrive parfois que l'enfant soit blessé lors de la césarienne, par un coup de bistouri un peu trop appuyé. Par ailleurs, même si les données manquent, on commence à penser que la voie de naissance a un effet sur la santé future de l'enfant, notamment concernant l'asthme et les allergies.

« L'accouchement par voie basse fait souffrir l'enfant, la césarienne lui évite ce traumatisme »

Les études récentes tendraient à prouver qu'au contraire, le mécanisme de l'accouchement « prépare » le bébé à sa vie extra-utérine. Ceci est notamment visible au travers des statistiques sur la détresse respiratoire du nouveau-né, nettement plus fréquente en cas de césarienne sans travail ou si l'on est loin du terme. Notons également que certains ostéopathes pensent que l'absence de modelage des os du crâne peut être source de difficulté pour l'enfant.

« Grâce à une césarienne, la mère n'est pas déformée »

La césarienne permet d'éviter les déchirures graves du périnée, puisque ce dernier n'est pas sollicité par le passage du bébé. Mais en réalité, ce sont seulement 0,4 % des accouchements qui entraîneront cette conséquence - et il est probable que la vraie prévention de la déchirure du périnée consisterait à ne pas faire pousser la mère dans une position anti-physiologique.

Par ailleurs, des séances de rééducation périnéale sont proposées aux mères afin de retonifier leur périnée, et, parfois, le simple fait d'avoir porté un bébé pendant 9 mois rend cette rééducation nécessaire.

## L'accouchement soigne-t-il un vaginisme ?

**NON**, ne misez pas sur l'accouchement pour espérer régler votre vaginisme. Néanmoins, le fait de vivre un accouchement, de voir et sentir le bébé sortir du vagin peut permettre de conscientiser l'élasticité du vagin. Néanmoins, dans des cas de vaginisme secondaire, un accouchement difficile peut déclencher le trouble.

Il est important de savoir que post-accouchement si la future maman atteinte ou non de vaginisme décide d'allaiter son bébé, il faut préciser que l'allaitement provoque des sécheresses vaginales ainsi qu'un retour de couche plus tardif. Les envies sexuelles sont susceptibles de mettre un peu plus de temps à monter. En effet, le taux d'ocytocine et de prolactine explose après l'accouchement et se maintient à un niveau élevé avec l'allaitement. Rappelons qu'il s'agit de l'hormone de l'attachement cruciale à l'accordage affectif mère-enfant. Par conséquent, la mère est moins disponible pour son conjoint, le besoin d'attachement est comblé en partie par le nouveau-né. Il convient de se laisser un peu de temps avant de reprendre une activité sexuelle.

# Interruption Volontaire de Grossesse – IVG

L'IVG est un sujet controversé qui soulève des débats éthiques, moraux et politiques. Les lois concernant l'IVG varient d'un pays à l'autre. Certains pays l'autorisent dans certaines circonstances, tandis que d'autres l'interdisent complètement. Le 4 mars 2024 l'IVG a été inscrit dans la constitution Française, c'est une première dans l'histoire mondiale. L'avortement peut être médicamenteux jusqu'à un certain nombre de semaines d'aménorrhée ou par aspiration jusqu'à 14 semaines d'aménorrhée.

Dans le premier cas, la patiente reste la plupart du temps chez elle, les médicaments abortifs sont prescrits par son gynécologue et l'avortement se déroule à domicile, les douleurs occasionnées peuvent être susceptibles d'entraîner un traumatisme. Dans le second cas, l'IVG doit être pris en charge à l'hôpital car l'aspiration se déroule au bloc opératoire sous anesthésie locale ou générale, là aussi, l'acte est susceptible de générer des traumatismes physiques et psychiques. Ces traumatismes peuvent se manifester sous différentes formes et peuvent être exacerbés par des sentiments de culpabilité, de honte ou de peur associés à cette intervention. Selon plusieurs études le nombre d'IVG n'a pas baissé malgré un nombre conséquent de modes de contraception sur le marché. Il reste néanmoins possible qu'une grossesse survienne malgré les contraceptifs. Cet acte n'est pas à prendre à la légère et ne doit en aucun cas se substituer à une contraception, c'est un droit que la femme a obtenu et qui permet de lui donner la liberté de choix face à une grossesse qu'elle ne désire pas. Les femmes qui passent par

l'avortement arrivent avec la peur de devenir mère et se sentent soulagées après l'IVG. Mais pour certaines l'acte va laisser un goût amer de honte, de culpabilité empreint de regrets.
En effet, il arrive que l'avortement ne soit consenti qu'à moitié, c'est parfois le manque de responsabilité de l'homme, les problèmes de couples, la peur d'élever un enfant seule, ou bien l'opacité religieuse qui diabolise les rapports hors mariage, qui poussent certaines femmes à pratiquer l'IVG. Des troubles psycho-affectifs peuvent se ressentir des années plus tard lorsqu'une grossesse désirée est en cours. Au cabinet j'ai déjà reçu des patientes qui avaient avorté plusieurs fois et nous devons vous mettre en garde face à l'avortement « de confort ». L'IVG représente une grossesse pour l'utérus, et l'acte chirurgical répété par le nombre d'IVG récidivant abîme les organes reproducteurs, cette pratique n'est pas sans risque et peut générer des troubles gynécologiques et sexuels. Chacune dispose de son corps comme elle le souhaite et la décision de l'IVG est propre à chaque histoire. Mais, la peur de tomber enceinte et / ou de revivre l'avortement est susceptible de provoquer un vaginisme secondaire.

# Fausse couche

La fausse couche est un évènement traumatisant qui affecte chaque femme de manière différente[21]. L'interruption d'une grossesse du fait d'une fausse couche précoce, c'est-à-dire avant quatorze semaines d'aménorrhée, concerne en moyenne entre 12 et 24 % des grossesses (Carter, Misri, Tomfohr, 2007), environ 200 000 femmes chaque année en France. On parle de fausse couche tardive après 20 semaines d'aménorrhées et de fausses couches à répétition au-delà de deux consécutives. Sur le plan physique et psychique l'impact de la fausse couche sur la mère peut être profond, durer longtemps après la perte de la grossesse et laisser des traces sur les grossesses suivantes. Les femmes qui essaient tant bien que mal de tomber enceintes et qui suivent un parcours PMA sont d'autant plus désemparées face à la fausse couche. Elles perdent confiance en elles, et se détachent de leur zone vaginale, vécue comme une éprouvette et non comme un organe érotique.

Sur le plan psychique, une fausse couche peut provoquer un grand choc émotionnel, de la tristesse, de la colère, de la culpabilité voire entraîner une dépression. Certaines femmes peuvent éprouver un sentiment de perte et de deuil intense, même si la grossesse n'était pas planifiée. Sur le plan physique, une fausse couche entraîne des saignements, des crampes, des douleurs et une fatigue intense. Il peut également y avoir des complications comme une infection, un curetage douloureux perçu tel un acte barbare, qui se révèlent tout aussi traumatisantes physiologiquement. Les femmes parlent de cet acte et

21. Best Practice & Research Clinical Obstetrics & Gynecology – volume 21, Issue 2 April 2007, Pages 229-247

le décrivent comme une intrusion, un forçage *« j'ai souffert et on me l'a enlevé de force – Psychologiquement c'est plus facile spontanément que quand on vient vous l'arracher* »[22] certains médecins préfèrent attendre une expulsion naturelle, pourtant si cette attente se prolonge elle devient source d'angoisses. L'embryon mort peut être perçu comme une menace que certaines femmes expriment en évoquant la peur de l'infection, la peur de la contagion, « Puisqu'il est mort je peux mourir aussi[23] » L'étude de Research Clinical Obstetrics & Gynaecology met également en avant le fait que certaines femmes peuvent développer un syndrome de stress post-traumatique qui engendre des somatisations. La faille narcissique que représente la fausse couche amène la mère endeuillée à perdre confiance en elle, en son corps. Atteinte dans sa capacité à enfanter elle peut développer des tensions musculaires au niveau de la zone pelvienne et des peurs qui peuvent l'amener à un vaginisme secondaire.

Il n'y a pas de lien direct entre une fausse couche et le vaginisme, mais il est possible que l'expérience traumatisante d'une fausse couche puisse entraîner des tensions et des peurs qui contribuent au développement du vaginisme

22. Mimoun Silvain – Traité de gynécologie obstétrique psychosomatique – Flammarion – p 118 - 122

23. Ibid p120

## Risque de rechute

En ce qui concerne le risque de rechute du vaginisme, il est important de comprendre que ce trouble peut être récurrent et que les facteurs déclenchants peuvent varier d'une personne à l'autre. Certains facteurs peuvent augmenter le risque de rechute du vaginisme.

Le stress et l'anxiété peuvent aggraver les symptômes du vaginisme en augmentant la tension musculaire dans la zone pelvienne. Les problèmes relationnels, tels que des conflits non résolus ou des difficultés de communication avec un partenaire, peuvent contribuer à augmenter le risque de rechute. Certaines conditions médicales sous-jacentes, telles que la cystite interstitielle ou la vestibulodynie vestibulaire, mycose, vaginose, batholite, etc., peuvent également contribuer au vaginisme et augmenter le risque de rechute.

Pour prévenir les rechutes du vaginisme, il est important de prendre en compte les facteurs physiques, psychologiques et relationnels qui peuvent contribuer à ce trouble. Travailler en étroite collaboration avec des professionnels de la santé mentale et de la santé sexuelle peut aider à réduire le risque de rechute et à maintenir une sexualité positive.

> Ce qu'il faut retenir :
> Le vaginisme est un trouble multifactoriel. Nous avons vu que nous ne pouvons pas séparer le corps de l'esprit. Nous encodons depuis notre naissance des évènements et expériences qui marquent nos vies de manière somato-psychique que nous ne pouvons pas dissocier des émotions, des

hormones et des réactions du corps biologique. Une mauvaise éducation à la sexualité, un développement psychosexuel perturbé, des traumatismes, une relation d'attachement insécure, une méconnaissance du corps, l'incapacité à dire non, le désir de grossesse ou encore l'accouchement sont des facteurs clés pouvant mener au vaginisme. Il convient de prendre très sérieusement ses facteurs de risque en considération afin de mieux comprendre et trouver l'origine de ce trouble sexuel, qu'il soit primaire ou secondaire et qui représente un frein pour la santé sexuelle de chaque femme.

# Le corps féminin

Beaucoup de femmes ne savent pas situer leurs organes ou ne connaissent pas le rôle de ces derniers. Dans cette partie nous allons vous faire découvrir votre appareil génital sous un autre angle.
Dans un premier temps nous pouvons vous conseiller de prendre un miroir et de regarder votre vulve car elle est la partie visible de votre appareil génital, autant en profiter pour l'explorer. Après tout, des millions de gens ont admiré le célèbre tableau de Gustave Courbet « Les origines du monde » alors pourquoi ne pas admirer la vôtre ?

# Le périnée

Comme le clitoris, le périnée a été passé sous silence durant des siècles pourtant l'homme et la femme en sont dotés.

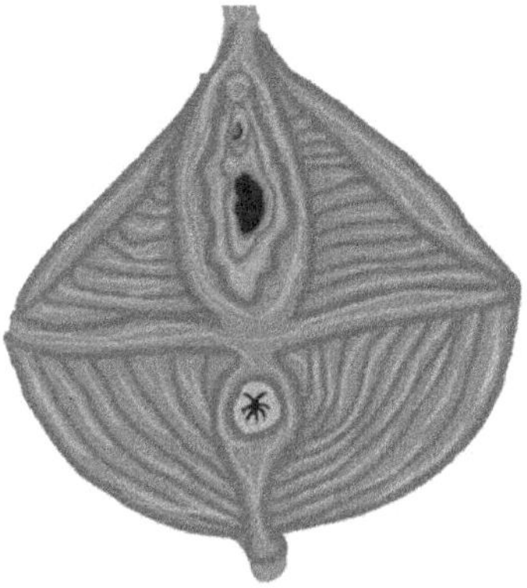

Les anatomistes du siècle dernier nommaient le périnée « le nerf de la honte », honte masculine mais aussi féminine car à l'époque ce « nerf pudendale » (du latin pudendum = honte) avait pour seule fonction la retenue des urines et selles.
Le périnée n'a plus de secret aujourd'hui grâce aux avancées scientifiques et d'imageries. Mais redonnons à César, ce qui appartient à César, celle qui s'est battue à contre-courant et qui a obtenu gain de cause n'est autre que Bernadette de Gasquet. Dans son livre « Périnée, arrêtez le massacre » elle nous dévoile tous les secrets du périnée

mais aussi à quel point « il est méconnu, abîmé, maltraité et négligé tout au long de la vie [1] ».
La plupart des femmes en entendront parler pour la première fois après l'accouchement de leur premier enfant pour faire une rééducation du périnée post-partum. Mais alors pourquoi ne pas en parler maintenant plutôt que d'attendre que vous ayez un enfant ?
Le périnée est un ensemble de muscles qui s'étend du pubis au coccyx. Il ferme le bas du bassin et comporte trois orifices, le méat urinaire, le vagin et l'anus. **Lorsqu'une femme atteinte de vaginisme parle de son incapacité à être pénétrée et qu'elle est face à un mur, en réalité elle est face à son périnée contracté**. Le périnée ne sert pas qu'à clôturer le bas du bassin et fermer les orifices, il est multifonction :
– Il permet la fonction de miction, défécation et de continence ; C'est grâce à lui que l'on arrive à se retenir d'aller « au petit coin » puis de se laisser aller.
– Il retient les organes et viscères par sa forme de hamac ;
– Il est le centre de gravité du corps et permet une bonne posture limitant les maux de dos.
– Il assure une partie de la reproduction puisqu'il influence la distance du col de l'utérus pendant la phase d'ovulation.
– Il permet une vie sexuelle épanouie car il participe activement à l'orgasme.
Le périnée est un ensemble de muscles très complexe qui se scinde en deux parties : le périnée superficiel et le périnée pubo-rectal.
Le périnée superficiel est peu mobile puisqu'il ne sert pas à la continence ni au soutien des organes, son rôle réside dans la sensualité et la protection du monde extérieur ; Il est responsable de l'esthétisme des organes génitaux extérieur comme la dimension des lèvres, du clitoris, de la

1. Gasquet Bernadette – périnée arrêtez le massacre – p 26 - 107

forme de la fente vulvaire etc.
Le périnée pubo-rectal est impliqué dans la retenue. C'est lui qui vous aide à gagner du temps lors d'une envie pressante ou qui empêche les flatulences de sortir en public. Il retient également les viscères et organes lorsque l'on éternue, tousse, rit, etc. En cas de vaginisme les muscles du périnée se contractent de manière spasmodique au moment du coït et l'entrée du vagin reste fermée. Mais il est à retenir que même si ce muscle est puissant il ne peut pas rester contracté en permanence ou sur une longue durée, aucun muscle ne fait cela. Si nous reprenons l'exemple de l'envie pressante, le périnée va remplir sa fonction de retenue un temps puis vous allez croiser vos jambes et contracter les adducteurs avec les muscles de vos cuisses pour aider le périnée à gagner du temps. Il se peut même que vous mettiez votre main au niveau de l'entre jambe pour aider ce périnée qui fatigue d'être contracté.
Et si on faisait un test ensemble ?
Mettez-vous dans la position assise, le dos bien droit et la tête dans le prolongement de la colonne vertébrale et imaginez que vous devez retenir un gaz. Contractez votre périnée bien fort et maintenez la position contractée le plus longtemps possible en comptant jusqu'à 20 allez, 1... 2... 3... 4... 5... 6... 7... 8... etc.
Qu'avez-vous observé ? En contractant vous avez changé vos points d'appuis et n'avez pas réussi à tenir jusqu'à 20 sans desserrer et heureusement, cela montre que le périnée n'est pas une barrière infranchissable.

## Mais alors, si le périnée ne peut pas se contracter longtemps pourquoi ne s'ouvre-t-il pas ?

Le périnée comme le clitoris, est un organe difficile à conscientiser car seule une partie est visible, un peu comme un iceberg. Prendre conscience de sa vulve par simple regard est plus facile que d'intégrer tout un système musculaire non visible. Mais la difficulté est encore plus subtile car notre ami le périnée fonctionne de lui-même sans que l'on ait besoin de le solliciter (lorsque l'on tousse par exemple) du coup il est d'autant plus difficile de l'intégrer au schéma corporel et psychique.
Comme nous l'avons vu, le périnée a une fonction protectrice. Lorsque le cerveau enregistre une douleur sexuelle ou une anxiété (marqueur somato psychique), il émet un signal au périnée qui se contracte par des spasmes involontaires plus intenses que des contractions volontaires. C'est le système réflexe qui s'active.
Le caractère involontaire de la contraction des muscles laisse la femme vaginique dans un questionnement corporel auquel elle ne peut pas répondre. Nous pouvons assimiler involontaire à inconscient, car le système réflexe ne s'active pas de manière consciente, c'est notre cerveau archaïque qui est à l'œuvre. Le verrouillage inconscient du corps résulte d'une émotion et non d'un dysfonctionnement organique. Que se cache-t-il derrière vos émotions ?

# Le vagin

Le vagin, du latin vagina = fourreau est un tube musculo-muqueux qui s'étend depuis la vulve jusqu'au col de l'utérus et mesure en moyenne de 7,5 cm à 12 cm. Ce canal cylindrique est capable de se contracter de manière incontrôlable en cas de vaginisme mais rappelons que ce sont les muscles du périnée qui l'entoure qui permettent cette action. Le rôle capital du vagin est d'assurer une fonction reproductive, c'est grâce à lui et via col que le sperme peut transiter vers l'utérus. N'oublions pas que nous sommes des mammifères très évolués, et répondons à une charge pulsionnelle de reproduction. Lorsque la femme est en ovulation elle est clairement en rut sur le plan biologique, même si ces mots vous paraissent réducteurs, ce comportement sexuel de base obéit à l'instinct d'accouplement.

Le vagin est l'énigme du corps féminin interne et invisible. Par conséquent il est difficile de se le représenter physiquement et encore moins psychiquement.

La conscientisation des zones sexuelles commence dès la plus jeune enfance. Chez le petit garçon, le pénis est visible depuis qu'il est dans le ventre de sa mère. À partir de 2 ans, il peut commencer à le toucher et à le découvrir. Il commence à y associer des sensations, et donc à le conscientiser. Même si la petite fille commence également au même âge à explorer son sexe, elle ne peut toucher que sa partie extérieure, la vulve. Elle ne peut pas associer ces sensations agréables à l'intérieur de son vagin. Les touchers à l'intérieur du vagin n'apparaîtront qu'à la puberté avec les insertions de tampons par exemple qui sont plutôt mécaniques et non érotiques ou érotisées. Très peu de femmes osent toucher leur vagin même celles qui ont pratiqué la masturbation avant leur premier rapport sexuel. Seulement 5 % des femmes qui se masturbent ont pratiqué la pénétration intravaginale[2]. Le vagin est donc presque inexploré pour la plupart des femmes avant le premier rapport sexuel.

C'est en ce sens que la psychanalyse a œuvré malgré les controverses. La psychisation ou conscientisation du corps et surtout du vagin est capitale pour l'investir de libido sexuelle. Il s'agit ici, selon J.B *Stora de percevoir dans son corps le vagin comme organe sexuel, d'érotiser le vagin par excitation sexuelle ou fantasmatique pour pouvoir vivre la pénétration comme élément de la rencontre sexuelle*[3].

Nous pouvons remarquer que la dimension psychologique / psychique est très importante dans la sexualité. « Tout ne se passe pas qu'en dessous de la ceinture. » L'image psychique du corps féminin se construit au cours du processus de maturation psychosexuelle (voir chapitre sexualité des premiers temps). Alors comment érotiser son vagin pour qu'il ne devienne plus une barrière infranchissable ?

Sachez que le vagin n'est pas un tube rigide ou trop étroit, il est souple, robuste et sans risque de rupture car il est conçu pour laisser passer un bébé au moment de l'accouchement. Si l'entrée du vagin paraît infranchissable c'est en partie à cause du périnée. Pour prendre conscience de sa « Vaginalité » il faut dans un premier temps détendre les muscles du périnée qui entourent le vagin. À l'adolescence avec l'arrivée des règles certaine filles vont faire la rencontre du creux de leur vagin en y insérant des tampons, d'autres vont explorer avec leurs doigts et prendre conscience du creux vaginal. Vous pouvez tenter seule ou avec votre partenaire d'explorer votre vagin tout

2. *Les trois cerveaux sexuels, Catherine Solano, page 50-78*

3. J.B.Stora, L'âtre humain est une unité psychosomatique p138

en douceur, vous prendrez ainsi conscience qu'il n'est pas un tube rigide mais bien une cavité hautement sensitive et créatrice de plaisir. Nous verrons plus loin les particularités du clitoris mais sachez que l'orgasme vaginal est un mythe et que le point G de la femme se situe à quelques centimètres seulement de l'entrée du vagin, il s'agit en réalité des bulbes du clitoris interne.

Lors de la montée d'excitation, le clitoris enserre le vagin qui s'humidifie, ce dernier devient une zone très érogène. Selon J. Chasseguet-Smirgel, la femme ressent alors **des pulsions de réception vaginale qui se caractérisent par de légères contractions érotiques de la cavité vaginale**, il s'agit de l'envie du pénis. Ces pulsions indiquent que le vagin est un organe actif et non passif comme on voudrait bien nous le faire croire. La femme ne doit pas accepter sa « Béance » elle est active au même titre que l'homme, il lui faut juste un peu plus de temps. Freud pensait que l'envie du pénis provenait d'une infériorité organique féminine, vouloir le phallus du père ou du frère pour ne pas se sentir inférieure socialement mais il s'est trompé. Si Freud avait étudié des femmes sans vagin, je pense qu'il aurait vu que la seule chose qu'une femme désire plus qu'un pénis, c'est un vagin [4].

D'un point de vue psychanalytique :

Concernant le changement de zone érogène, Freud nous rapporte que la fille passe du clitoris au vagin, donc de l'actif au passif. Or, ces deux zones érogènes sont cumulatives, n'oublions pas que les travaux de Freud datent du début du XXe siècle, de plus à l'époque la révolution sexuelle n'a pas encore eu lieu ! Le Pr Stora rapporte dans sa conférence du mois d'avril 2021 que l'activité n'est pas propre à la masculinité de même que la passivité n'est pas propre à la féminité. Les femmes doivent investir les deux

---

4. R.J.Stoller dans "Lire Freud » par Jean-Michel Quinodoz p 208

côtés de la pulsion sexuelle, le côté actif et le côté passif pour pouvoir vivre la relation sexuelle [5].

**Nous pouvons ainsi dire que l'homme à des pulsions d'émission sexuelle et la femme des pulsions réception sexuelle vaginale.**

Témoignage Amélie 35 ans :
Au moment où les préliminaires deviennent de plus en plus intenses et érotiques, je ressens comme des contractions légères au niveau du vagin. Quand elles sont là, je ressens que j'ai envie de la pénétration, comme d'un besoin que je n'arrive pas à expliquer.
Kadia 27 ans : Lorsque je suis excitée je ressens comme une pesanteur dans le vagin, je mouille intensément et j'ai envie de faire l'amour
Il est important d'attendre que les pulsions de réceptions vaginales se manifestent avant d'envisager la moindre tentative de pénétration. Certaines femmes ressentent comme un engorgement de leur zone pelvienne, des contractions légères vaginales ou comme des petits coups d'électricité agréable. Pour une femme atteinte de vaginisme ces pulsions sont peut-être plus discrètes au début mais il est nécessaire d'apprendre à les ressentir pour envisager une pénétration.

5. Ibid p132

# La vulve

À chacune sa vulve car chaque femme est différente. La vulve se situe en bas de l'abdomen et comprend tous les organes génitaux externes. Elle se compose du mont Vénus ou Mont pubis, des grandes lèvres, des petites lèvres, de l'hymen, du méat urinaire et de la partie externe du clitoris.

Le mont pubis forme un triangle qui se recouvre de poil à la puberté et qui s'arrête en haut des organes génitaux au niveau de l'os pubien. Cette toison renferme bien des trésors, car les poils peuvent avoir une fonction. Ces dernières années la tendance n'est plus au ticket de métro mais à la vulve lisse et rasée de près, une vulve infantile dépourvue de signes pubères. Sans vouloir faire l'apologie du poil, sachez que les poils peuvent contribuer à augmenter la sensibilité sexuelle. Il suffit de les effleurer pour que les follicules pileux envoient des signaux au système nerveux. Lorsque l'on arrache un poil nous ressentons de la douleur alors que lorsqu'il est effleuré les stimulus sexuels sont activés. Quoi qu'il en soit, chacune fait ce qu'elle veut de sa pilosité.

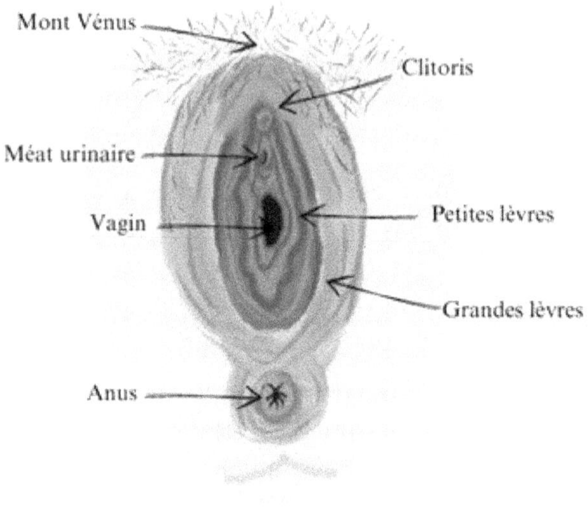


Les grandes lèvres sont également recouvertes de poils, elles se situent sous le mont pubis et enserrent les petites lèvres, le clitoris et le méat urinaire. Les grandes lèvres sont remplies de graisse et servent ainsi à protéger les petites lèvres et le clitoris du monde extérieur. Elles sont une sorte de barrière anti -choc qui protège des frottements du pantalon ou de la position assise par exemple. Chez certaines femmes elles sont assez grandes pour recouvrir complètement les petites lèvres alors que chez d'autres elles se font plus discrètes.
Les petites lèvres sont dépourvues de poils, vous pouvez les apercevoir lorsque vous écartez les grandes lèvres. Elles apparaissent à l'adolescence avec les hormones sexuelles et couronnent l'entrée du vagin. Beaucoup de femmes complexent sur l'apparence des petites lèvres, elles peuvent être foncées allant du rose au noir, être plus grandes voire

asymétriques mais tous ses phénomènes physiologiques sont normaux. Elles sont néanmoins source de plaisir car lors des préliminaires elles gonflent et se lubrifient, elles sont pourvues de nombreuses terminaisons nerveuses qui rendent leur toucher très érotique.
La tendance actuelle est à la chirurgie esthétique du sexe, certaines femmes se font refaire les petites lèvres (nymphoplastie) sous prétexte qu'elles les trouvent disgracieuses mais sachez cet acte chirurgical peu avoir un impact sur les gaz vaginaux et la protection des muqueuses.
Le gland du clitoris fait également partie de la vulve mais il ne représente qu'une partie de l'organe « Maître » du plaisir féminin et nécessite un chapitre à lui tout seul.

# Le clitoris

Nous y voilà, nous l'avons trouvé ! Le clitoris est l'organe avec un grand O responsable du plaisir sexuel féminin. Le sexe de l'homme a toujours été illustré et décrit comme l'organe du plaisir sexuel masculin alors que le clitoris est resté une curiosité. Rares sont les manuels de sciences qui illustrent le système génital de la femme dans son entièreté, il est donc vraisemblablement normal qu'il ne fasse pas l'objet de cours de biologie à l'école.
Le premier à avoir parlé du clitoris comme organe « utile au plaisir sexuel féminin et joli » est de Dr Realdo Colombo en 1559 mais à l'époque internet n'existe pas et l'information met des décennies voir des siècles à parvenir au public. Alors le clitoris va tomber dans l'oubli collectif pour ensuite être diabolisé. En effet, sous couvert de lutter contre la nymphomanie et les actes masturbatoires, la pratique de l'excision devient commune de 1830 à 1960. Malheureusement l'excision est une pratique encore courante dans de nombreux pays du globe. On va également traiter l'épilepsie en excisant des femmes à partir de 1865, c'est le Dr Izaac Baker Brown qui sera le bourreau de ces dames. Et le plus étonnant sera l'interdiction de la masturbation clitoridienne jusqu'en 1968. Le célèbre psychanalyste Sigmund Freud n'a pas aidé à la compréhension de la sexualité féminine. Il a élaboré « les essais sur la théorie sexuelle » en partant du principe que la sexualité clitoridienne était infantile, « une sexualité inorganisée socialement ». Par conséquent, selon lui, la femme passe de la sexualité clitoridienne infantile à la sexualité vaginale de l'adulte. La théorie selon laquelle la femme aurait des orgasmes vaginaux provient de lui mais est malheureusement erronée. On ne va pas lui en

vouloir, nous sommes au début des années 1900, la cloche patriarcale domine et les imageries n'existent pas encore.
À partir des années 1970 et suite à la montée du féminisme, le clitoris va peu à peu gagner du terrain pour être enfin « redécouvert » en 1998 par l'urologue Helen O'Connell. Cette chercheuse va prouver le caractère érectile du clitoris et mettre en image via les IRM toutes les fonctions physiologiques internes du clitoris. À partir de 1998 on connaît enfin la vraie valeur du clitoris, il contient des particularités similaires au sexe de l'homme à savoir un gland, un capuchon et un corps caverneux (pour l'érection).
Ce n'est qu'en 2017 que les éditions Magnard publient dans leurs manuels l'organe du clitoris en entier, mais les autres éditions continuent de faire paraître une anatomie féminine tronquée. Il n'est donc pas étonnant que les femmes mais aussi les hommes soient passés à côté du plaisir féminin.
Maintenant que nous avons retrouvé le clitoris, examinons-le de plus près.
S'il a été longtemps négligé c'est parce que la plus grosse partie de cet organe est interne, la partie externe donc visible n'est autre que le gland et le capuchon, cette partie du corps est particulièrement vascularisée et chargée en capteurs sensoriels (entre 8 000 et 15 000). En exerçant une légère pression sur le gland, le clitoris se met en érection. Particulièrement sensible il requiert une véritable attention, certains hommes ne voyant pas d'effet immédiat appuient plus fort sur le gland, ce qui transforme le plaisir en douleur. Nous préconisons donc de la douceur avec cet organe responsable du plaisir. Ce qui est étonnant réside dans la partie interne de l'organe. Comme vous pouvez le voir sur le schéma, le clitoris a deux piliers, deux corps caverneux et deux bulbes du vestibule.

Lorsque le gland du clitoris est stimulé les deux corps caverneux et les deux bulbes du vestibule gonflent grâce à l'afflux de sang sous l'effet de l'excitation sexuelle, car ils contiennent énormément de terminaisons neurosensorielles. Grâce à l'engorgement sanguin le corps caverneux permet l'érection du gland et les bulbes du vestibule enserrent partiellement le vagin. Freud parlait d'orgasme vaginal et il n'était pas loin, mais en réalité il s'agit d'orgasme clitoridien. Le clitoris peut être stimulé de manière externe ou interne, le fait que ses bulbes enserrent le vagin il crée l'illusion d'un orgasme vaginal. Il est LE point G de la femme et le seul organe humain qui ne sert qu'au plaisir, il n'a pas de fonction de reproduction comme le gland de l'homme qui doit être stimulé pour atteindre l'éjaculation.

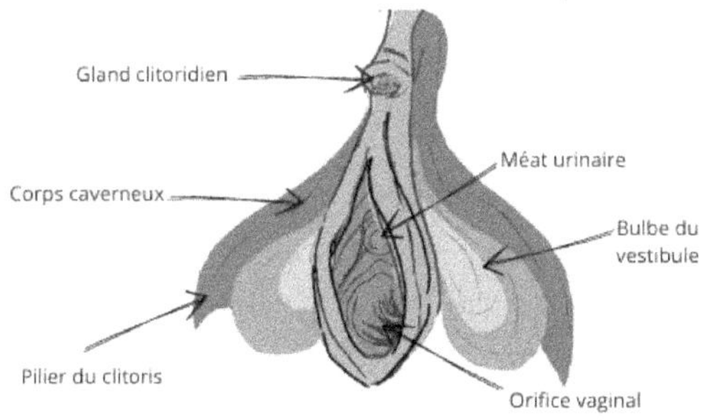

# L'hymen

L'hymen, même s'il fait partie de la vulve, mérite toute notre attention. Il est paraît-il une preuve de virginité que les gynécologues peuvent déceler. Si c'est ce que vous avez toujours entendu soyez prête car nous allons déconstruire cette idée.

L'hymen est depuis des siècles considéré comme le garant de la virginité. Selon le mythe, il se briserait et saignerait au moment de la première pénétration sexuelle. Cette idée reçue est encore omniprésente dans l'inconscient collectif. Certaines traditions consistent à afficher le drap teinté de sang de la jeune mariée par la fenêtre après la première nuit de noces. De cette manière elle prouve sa chasteté, lave l'honneur de ses parents et montre que le mariage a été consommé. La tradition du mouchoir dans d'autres cultures est sensiblement similaire. La jeune fille doit prouver sa virginité en tachant un mouchoir de son sang vaginal. Mais dans certaines communautés c'est une affaire de femmes. La matrone de la famille vérifie elle-même l'hymen de la jeune fille en introduisant ses doigts entourés du mouchoir et ce, devant des dizaines de femmes de la famille. Dans les religions monothéistes la virginité est associée à Marie à travers de dogme de l'immaculée conception de Jésus. La femme doit rester chaste jusqu'au mariage sans quoi elle déshonorerait sa famille. La littérature arabe évoque la virginité dans ses nombreux écrits érotiques. On retiendra en particulier Le Jardin parfumé, chef-d'œuvre d'érotologie arabe, écrit au début du XVIe siècle par le Cheikh Nafzawi (925) [6].

6. PEAN Nabila et IDRIS Isam – de la sexualité et de la virginité dans les pays d'origine et en situation migratoire : clivage et créativité - Dans le journal des psychologues 2015 n°329 43 à 47

On sait aujourd'hui que l'hymen et son saignement reposent sur des inexactitudes. Le naturaliste Buffon (1707-1788) nous rapporte au XVIIIe siècle, dans son Histoire Naturelle : *« Il est évident que l'effusion du sang, que l'on regarde comme une preuve réelle de virginité, ne se rencontre pas dans toutes les circonstances où l'entrée du vagin a pu être relâchée ou dilatée naturellement. Ainsi, toutes les filles, quoique non déflorées, ne répandent pas du sang... »*. Beaucoup d'études évoquent la difficulté de certifier l'absence ou la présence intacte de l'hymen comme preuve d'une sexualité prénuptiale, le déchirement partiel ou total de l'hymen n'étant pas forcément corrélé à l'acte sexuel. En effet, l'altération la plus fréquente de l'hymen après une pénétration vaginale est une rupture partielle du bord libre, alors qu'une rupture totale est exceptionnelle et qu'un premier rapport sexuel n'entraîne pas systématiquement le déchirement et le saignement hyménéal. On peut naître sans hymen, et il peut se déchirer sans qu'il y ait eu de rapports sexuels. La virginité reste malgré tout, définie par la conservation de l'hymen mais ceci est une fausse croyance, on agit comme s'il n'appartenait pas à la femme[7]. Cette pression autour de la virginité et de la véracité que l'hymen apporterait de manière erronée pousse certaines femmes à se faire reconstruire l'hymen par hyménoplastie. Le rôle revirginisateur de l'hyménoplastie se retrouve dans d'autres chirurgies sexuelles pratiquées en France remboursée par la Sécurité sociale, telles que la nymphoplastie, un nom qui renvoie à la figure de la nymphe, soit une jeune fille vierge. Ces actes chirurgicaux comportent des risques, comme pour toute intervention chirurgicale, il peut y avoir un hématome, une infection, une désunion, des troubles sensitifs locaux. De plus, depuis

7. Ibid

avril 2021 un texte de loi a été approuvé par le Sénat et l'Assemblée nationale pour interdire les certificats de virginité afin que cette pratique de reconstruction de l'hymen soit de moins en moins proposée par les médecins de connivence. Ce texte cite les motifs suivants :
– « C'est une pratique médicalement inutile, humiliante et traumatisante pour les femmes qui doivent la subir ».
– « C'est un mythe de pureté qui contrevient d'une part à la dignité de la personne humaine, ramenée à un statut d'objet que l'on pourrait contrôler avant « sa consommation ». »
Cette membrane soi-disant de « chasteté » est un reliquat de la vie fœtale, en ce sens elle n'a pas d'utilité pour la femme. La petite fille va avoir un hymen épais et robuste qui va changer à l'adolescence. L'apparition d'un taux élevé d'estrogènes et l'augmentation de l'élasticité hyménéale sont à l'origine de cette modification. La texture et la forme de l'hymen tendent à se transformer avec le temps car il a tendance à s'affiner et sachez **que certaines femmes naissent sans hymen**. Du point de vue physiologique, il existe plusieurs formes d'hymen : annulaire, semi-lunaire, cribiforme, bridé, scléreux, bifenêtré, etc. [8]. L'hymen peut rester intact tout en ayant eu des rapports sexuels tout comme on peut perdre son hymen bien qu'étant vierge par introduction de tampon, la pratique de l'équitation, du vélo ou à la suite d'un traumatisme. Certaines filles naissent avec un hymen imperforé mais cette rare malformation congénitale est généralement opérée après la naissance.
Dans le cas d'un vaginisme primaire la peur de saigner et donc « d'être déchirée » alimente la peur de la femme concernée. Pour beaucoup, le premier rapport sexuel est forcément plus ou moins douloureux à cause de cette déchirure de l'hymen naturel ou refait. Nous avons vu

8. https://www.sciencedirect.com/science/article/pii/S2468718921002774

dans une précédente partie que l'errance médicale pouvait entraîner des mauvais diagnostics du vaginisme. Dans ce cas précis une femme qui pense avoir du vaginisme peut avoir recours à une chirurgie de l'hymen alors qu'elle n'en a pas besoin. Plus la connaissance de ces différents types d'hymen sera répandue et moins les femmes auront d'appréhension lors de leur premier rapport sexuel.

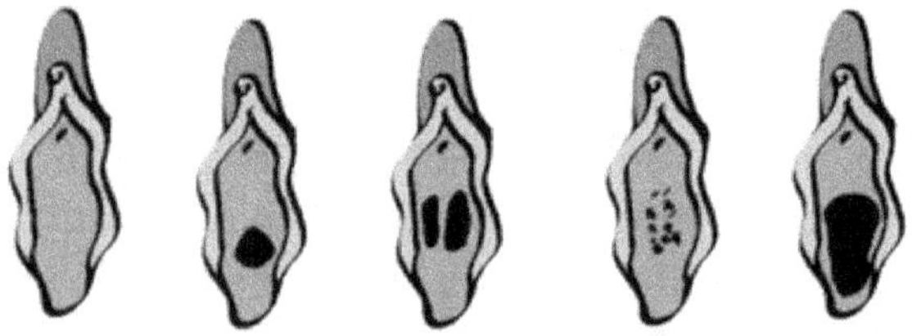

1 2 3 4 5

**1:** Hymen imperforé, rare et nécessitant une incision pour les menstruations
**2:** Hymen scléreux : membrane épaisse et résistante qui peut gêner le premier rapport sexuel
**3:** Hymen bifenêtré : la membrane présente deux petites ouvertures sur le vagin au lieu d'une seule.
**4:** Hymen cribriforme : membrane percée de multiples petits orifices
**5:** Absence d'hymen

# Les sécrétions vaginales

Les pertes blanches ou pertes vaginales font partie du quotidien des femmes, elles sont parfois incommodantes mais nécessaires. Toutes les femmes sont concernées par le phénomène, c'est d'ailleurs pour cela que l'on a inventé le protège-slip non ? Décortiquons-les ensemble sans en avoir honte.

Les pertes vaginales sont des sécrétions issues de l'utérus et du vagin, elles sont généralement de couleur blanches ou crème et sont inodores. Elles font leurs apparitions à la puberté en même temps que les boutons et viennent rythmer les cycles menstruels jusqu'à la ménopause. Elles sont présentes pour quelques décennies, voyons à quoi elles servent.

Dans un premier temps, les pertes jouent un rôle protecteur de la flore vaginale. Elles permettent au vagin de s'autonettoyer (et oui la nature est bien faite), elles régulent ainsi le PH du vagin qui peut alors se défendre face aux attaques extérieures comme les bactéries, champignons, virus et autres.

Si les pertes vaginales nous « collent » jusqu'à la ménopause c'est qu'elles ont un lien avec notre cycle menstruel. En début de cycle et particulièrement au moment de l'ovulation, la texture des pertes va changer. De l'aspect liquide blanc elles vont migrer vers une sorte de glaire que l'on nomme « glaire cervicale ». Cette glaire a pour but de faciliter le passage des spermatozoïdes vers l'utérus, elle a un but reproductif. En revanche lorsque l'ovule n'a pas été fécondé la glaire va laisser place à des pertes plus aqueuses qui vont avoir pour but de bloquer les spermatozoïdes avant les règles. Les pertes post-ovulation sèchent plus vite, certaines femmes peuvent avoir besoin de lubrifiant à ce moment du cycle.

Sécrétions vaginales durant le cycle

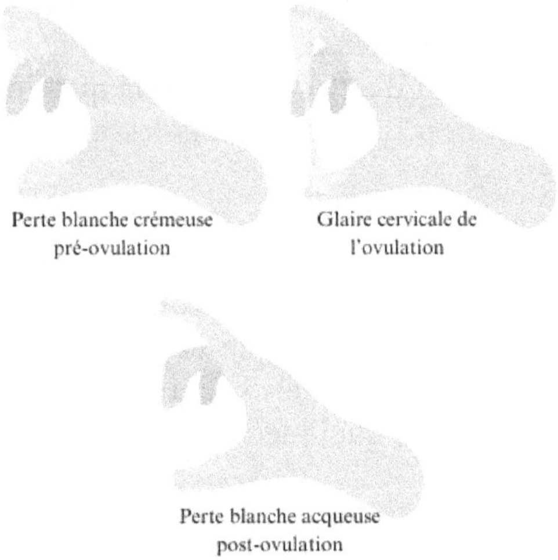


Gardons à l'esprit que l'être humain est un mammifère, même si cela peut paraître primitif, lorsque la femme est en ovulation elle est en période d'accouplement ! Sa poitrine et ses fesses gonflent, ses pertes et son vagin ont une odeur plus agréable ce qui signifie que la période de l'ovulation est la plus propice au désir sexuel, la femme est plus disponible physiquement à ce moment du cycle qu'en fin de cycle.
Les pertes vaginales sont garantes de la bonne santé du vagin et permettent une lubrification permanente de celui-ci. En revanche, comme toute flore, cet écosystème vaginal peut être mis à mal par le stress, la fatigue, la prise d'antibiotique et les variations hormonales. En apprenant

à décoder vos pertes vaginales vous participez activement à votre sexualité.

## Et lors de l'excitation ?

Pendant l'excitation ce sont les glandes de Bartholin du vagin, de petites glandes à l'entrée du vagin qui sont responsables de la lubrification. Ces dernières produisent la cyprine sous l'effet de l'excitation sexuelle, et facilitent la pénétration du pénis dans le vagin en humidifiant les petites lèvres et l'orifice vaginal. Certaines femmes rapportent des problèmes de lubrification durant le cycle, voire des sécheresses intimes qui rendent les rapports douloureux. La ménopause, la contraception, les antidépresseurs, le post-partum, l'allaitement, une affection génitale ainsi qu'un nettoyage excessif sont également un facteur de sécheresse intime, pour cela n'hésitez pas à consulter un médecin et utiliser des lubrifiants.
*Quel que soit le motif de son utilisation, un lubrifiant rend les sensations plus agréables et aide à l'excitation sexuelle, facteur clé de la lubrification, même en cas de carence en œstrogène*, souligne la Dre Odile Bagot, gynécologue psychosomaticienne dans son ouvrage « Ménopause pas de panique ».

# Le Syndrome Prémenstruel ou SPM

On parle de syndrome prémenstruel SPM lorsque l'on désigne des symptômes psychologiques et physiques à l'approche des règles. Il apparaît en moyenne 2 à 7 jours avant le cycle menstruel et disparaît en général après les premiers saignements de règles. Néanmoins, lorsque les symptômes s'étendent durant toute la seconde moitié du cycle on parle de trouble dysphorique prémenstruel. Rassurez-vous ce n'est pas une maladie. Selon le manuel MSD 20 à 50 % des femmes en âge de procréer seraient concernées par le SPM. Ce syndrome entraîne des baisses de libido qui entravent le désir sexuel féminin, il est donc utile de le dépister et de l'analyser afin de mieux connaître son corps pour s'épanouir sexuellement.

Les symptômes du SPM sont assez variés car ils touchent aussi bien la sphère physique que psychologique. Ils sont vécus différemment par chacune.

Concernant les désagréments physiques on retrouve les douleurs abdominales (dysménorrhées), les douleurs et gonflement de la poitrine, des maux de tête, nausées, etc. Un manque d'énergie est souvent observé ainsi qu'une grande fatigue et des difficultés de concentration. Le sommeil se voit aussi modifié, certaines femmes dorment de manière excessive tandis que d'autres peinent à trouver l'endormissement. Il arrive également que l'appétit change pour laisser place à une suralimentation et des envies d'aliments spécifiques.

Aux symptômes physiques viennent s'ajouter les symptômes psychologiques. L'humeur est changeante avec une sensation de tristesse sans raison et envie de pleurer. Les émotions font le yo-yo avec les hormones, on peut se sentir en colère, anxieuse, nerveuse, à fleur de peau et très irritable. Certaines diront qu'elles se sentent vides de l'intérieur et ne ressentent plus le même plaisir et intérêt pour leurs activités habituelles. La libido baisse également au moment du SPM.

Le syndrome prémenstruel est, comme son nom l'indique, lié aux règles. Deux hormones sexuelles sont en partie responsables.

L'Œstrogène : Cette hormone est sécrétée par les ovaires, son taux augmente pour favoriser la maturation du futur ovule. L'œstrogène est aussi appelé hormone du bonheur.

La progestérone : Cette hormone est également sécrétée par les ovaires et augmente après l'ovulation. Elle sert à préparer l'utérus à une éventuelle grossesse, la paroi de l'endomètre s'épaissit pour une nidification optimale.

C'est l'augmentation du taux de progestérone qui entraîne la chute du taux d'œstrogène après l'ovulation. Cette variation hormonale serait à l'origine du syndrome prémenstruel.

Par exemple, avant l'ovulation et sous l'influence des œstrogènes vous vous sentez plus énergique et motivée en début de cycle. A contrario, lorsque le taux de progestérone augmente en deuxième partie de cycle, il est possible de vous sentir incommodée, irritable, anxieuse, mal dans votre peau, en baisse de libido et que vous avez envie d'aliments sucrés ou spécifiques.

# La contraception hormonale

Il existe de nos jours différentes sortes de contraceptifs, hormonaux, mécaniques, naturels. D'après l'Inserm[9], en France, 92 % des femmes de 15 à 49 ans qui ne souhaitent pas de grossesse, utilisent un moyen de contraception. Les fluctuations hormonales naturelles influencent la libido, nous avons vu qu'au moment de l'ovulation la libido subit un pic d'envie sexuelle mais la contraception est susceptible de modifier cette fluctuation.

## Méthodes hormonales :

Il existe différentes sortes de contraception comme la pilule, les dispositifs intra utérins (stérilets), les préservatifs etc. Cependant, le stérilet, l'anneau vaginal, les spermicides ou encore les préservatifs féminins ne sont pas une option pour les femmes qui ont un vaginisme. Ils nécessitent une introduction ou une intervention médicale dans le vagin. Le stérilet peut être une cause de vaginisme secondaire.
Les contraceptions hormonales qui restent à leurs dispositions sont la pilule, probablement la plus connue, l'implant, ou le patch. Bien que la contraception hormonale nous paraisse une évidence voire une banalité, elle a été légalisée en France, qu'en 1967. Elle a grandement contribué à libérer la sexualité des femmes. Ainsi, elles s'attribuent leurs corps, et peuvent enfin le choix d'une grossesse ou non. La pilule est le moyen le plus utilisé par les Françaises qui d'ailleurs n'est pas toujours utilisé dans un but contraceptif par les plus jeunes. La pilule est populaire auprès des jeunes filles car elle

9. *https://www.inserm.fr/dossier/contraception/*

permet d'augmenter la poitrine (dans certains cas), d'avoir un effet sur l'acné hormonal et de réduire la pilosité. Cependant, les contraceptifs hormonaux étant des inhibiteurs d'hormones, bloquent le rétrocontrôle hormonal de l'axe hypothalamo-hypophysaire et impactent le fonctionnement physiologique du corps. **Ils réduisent de taux de testostérone produit par les ovaires pourtant, cette hormone est une actrice principale dans le plaisir féminin**.
En réduisant une hormone du plaisir, nous pouvons constater que la libido est forcément impactée. De plus, certains symptômes comme la sécheresse vaginale peuvent apparaître et altérer les rapports sexuels. La contraception s'ajoute à liste de moyens de prime abord anodins qui jouent un rôle dans la sexualité féminine. Elle influence aussi la mise en place du plaisir chez la jeune femme si elle est prise précocement. Tous ces éléments assemblés participent favorablement à une gêne de la sexualité. La contraception hormonale a été créée pour être un perturbateur endocrinien. Par conséquent, la contraception inhibe les hormones naturelles afin d'éviter une grossesse. L'ovulation est annulée et la période du désir sexuel qui résulte de cette période du cycle est elle aussi annihilée ce qui peut provoquer une baisse du désir sexuel. Chez une femme qui présente un vaginisme, la contraception peut être un frein au désir sexuel ainsi qu'engendrer des sécheresses vaginales par exemple et donc de supplémenter une douleur lors d'un rapport sexuel.

### Méthodes naturelles :

Certaines femmes connaissent bien le fonctionnement de leurs corps et optent pour la symptothermie. Cela consiste à repérer ses jours d'ovulation afin de s'abstenir pendant cette période. Ce repérage s'effectue selon ses propres symptômes (augmentation de la température corporelle, poitrine douloureuse, pertes vaginales, etc.) tout au long du cycle menstruel. Aussi, il y a la méthode du « retrait », c'est-à-dire de retirer le pénis du vagin avant son éjaculation pour que le sperme n'y soit pas déposé. Ou encore les spermicides qui sont des substances « anti »-spermatozoïdes. Ils existent sous forme de gel, crème ou ovule à déposer au fond du vagin afin de détruire ces derniers. Ces méthodes ne peuvent pas garantir un effet contraceptif à 100 % et se substituer à la contraception hormonale ou mécanique. Quoi qu'il en soit, tout dispositif ayant pour but de perturber les hormones naturelles a un impact sur la sexualité.

Le saviez-vous : La Haute Autorité de Santé (HAS), affirme, à la suite de différentes études que la pilule contraceptive de type : Pilules, patch contraceptif, implant contraceptif, anneau vaginal avait un impact négatif sur la libido. Cet effet est dû au blocage de la testostérone hormone qui est liée au plaisir féminin.

# La ménopause

Il peut y avoir un lien entre la ménopause et le vaginisme, car la ménopause est une période de transition dans la vie d'une femme qui s'accompagne de changements hormonaux importants. L'un des principaux problèmes est que le cerveau possède des récepteurs d'œstrogènes et que nombre d'entre eux sont situés dans l'hippocampe, une région du cerveau qui est importante à la fois pour fixer et retrouver certains types de mémoire. La diminution des niveaux d'œstrogène et progestérone pendant la ménopause entraîne un amincissement de la paroi vaginale, une diminution de la lubrification vaginale et une diminution de l'élasticité des tissus vaginaux, ce qui peut rendre les rapports sexuels douloureux et contribuer au développement du vaginisme.

De plus, la ménopause peut aussi entraîner une diminution du désir sexuel et une augmentation des problèmes de santé sexuelle, ce qui peut également contribuer au développement du vaginisme. Il est donc important pour les femmes ménopausées qui souffrent de vaginisme de consulter un professionnel de santé pour évaluer leur situation et obtenir un traitement adapté.

# Autres affections proches du vaginisme

Le vaginisme est classé au même titre que la dyspareunie et la vulvodynie par le DSM V. Ces trois troubles semblent similaires au premier abord, et sont susceptibles de créer une confusion chez le personnel soignant, c'est pourquoi nous vous les présentons dans cette partie. D'autres affections comme l'endométriose ou l'anisme engendrent des symptômes similaires au vaginisme et peuvent même en être l'origine.

## Dyspareunie

On parle de dyspareunie physique ou organique lorsqu'elle est provoquée par une affection gynécologique. Parmi ces affections on retrouve les varices pelviennes, les inflammations et infections, les kystes, fibromes, syndrome des ovaires polykystiques (SOPK) etc. Par exemple, si vous êtes atteinte d'endométriose et ressentez des douleurs pendant les rapports sexuels, on vous dira que vous avez des dyspareunies profondes. Après certaines opérations ou examens médicaux il est possible que vous ressentiez des dyspareunies (douleurs). La dyspareunie n'engendre pas de blocage des muscles du périnée

On parle de dyspareunie d'origine psychologique ou émotionnelle lorsque la douleur est provoquée par une tension nerveuse. En effet, le stress, la fatigue et l'anxiété peuvent conduire à des douleurs vaginales. Il est difficile de s'ouvrir complètement à son partenaire lorsque le stress est omniprésent. Un manque de confiance en vous et en votre corps peut provoquer une baisse de la libido. Le manque

d'excitation qui en résulte crée une sécheresse vaginale qui engendre des pénétrations douloureuses. Parfois la douleur est plus profonde car elle est psychique. Un traumatisme antérieur tel qu'une mauvaise première expérience ou un traumatisme sexuel engendre des douleurs psychologiques qui se répercutent sur le corps.
Pour traiter la dyspareunie il est important d'en identifier la cause. Si vous souffrez d'une pathologie gynécologique comme pour l'endométriose, un traitement hormonal ainsi que des anti-inflammatoires pourront vous être prescrits. Si la douleur est causée par une infection comme une mycose, une vaginite ou autre, un traitement anti-infectieux à base d'antibiotiques ou antifongiques vous sera prescrit. Pour une sécheresse vaginale l'utilisation de lubrifiants sera vivement conseillée pour améliorer la pénétration. Si la cause provient d'un blocage psychologique vous serez dirigée vers une sexothérapie ou une psychothérapie afin d'apprendre sur vous et renouer avec le plaisir sexuel.

## Vulvodynie

La vulvodynie ou vestibulodynie est une douleur sans lésion qui se centralise comme son nom l'indique sur la vulve mais plus particulièrement de son vestibule, elle se situe entre les petites lèvres et l'entrée du vagin.
Comme pour le vaginisme, il en existe deux sortes. La vulvodynie primaire qui est présente depuis le début. Le Dr Véronique julien rapporte que la vulvodynie primaire est plus dure à diagnostiquer car *« la patiente a mal depuis toujours et que cette douleur installée est souvent liée à un stress de l'enfance ou une vision inquiétante de la sexualité »*.
La vulvodynie secondaire quant à elle se manifeste après un événement déclenchant comme des mycoses à répétition, des suites de couche, suite de chirurgie,

ménopause ou encore un examen gynécologique brutal.
Cette douleur vulvaire s'apparente à des brûlures, des sensations d'échauffement et est déclenchée par un simple toucher au niveau de la vulve de l'orifice du vagin ou du vestibule. La vulvodynie n'engendre pas de blocage des muscles périnéaux.
Si la douleur observée provient de mycoses à répétition un traitement antifongique sera prescrit, si la patiente est ménopausée un traitement oestrogénique local peut être proposé. Une prise en charge pluridisciplinaire peut être également envisagée avec une sage-femme, un sophrologue, un psychothérapeute ou un sexologue.
La dyspareunie et la vulvodynie sont classées au même titre que le vaginisme dans de DSM V. Néanmoins, même si ces deux troubles provoquent des douleurs à la pénétration et lors des rapports ils se distinguent du vaginisme. En effet, dans le cas du vaginisme c'est la rigidité du périnée qui fait obstacle par contraction involontaire, il est donc important d'identifier la douleur et ne pas confondre ces trois troubles.

## Endométriose

L'endométriose et le vaginisme sont des affections distinctes mais qui peuvent parfois être liées en raison de leurs effets sur la santé sexuelle des femmes.
L'endométriose est une maladie chronique dans laquelle les tissus de l'endomètre se développent en dehors de l'utérus, provoquant des douleurs pelviennes, des règles douloureuses, des troubles menstruels et parfois des difficultés à concevoir. Cette maladie peut également entraîner des douleurs pendant les rapports sexuels en raison de l'inflammation et des lésions causées par la croissance anormale des tissus. Dans certains cas, les

femmes atteintes d'endométriose peuvent développer du vaginisme en raison de la douleur et de l'inconfort ressenti pendant les rapports sexuels, en raison des lésions de l'inflammation causée par l'endométriose. La peur de la douleur et l'inconfort peuvent entraîner des tensions musculaires involontaires dans la région pelvienne contribuant ainsi au développement du vaginisme.

L'endométriose est une maladie qui se caractérise par la présence anormale de cellule endométriale en dehors de l'endomètre. Il n'y a pas une endométriose mais des endométrioses, en effet, la maladie peut être interne à l'utérus (adénomyose) ou extra-utérine (ectopie de l'endomètre) ou pariétale (située sur une cicatrice).

Le mécanisme principal est le reflux tubaire menstruel, c'est-à-dire du sang qui va refluer au moment de l'ovulation et pendant les règles par les trompes dans la cavité abdominale. Le reflux tubaire est très fréquent chez les femmes en âge de procréer, néanmoins chez certaines femmes les cellules migrantes ne sont pas éliminées par le système de défense immunitaire, il devient alors macrophage et permet l'implantation de cellules endométriales. La maladie sous-tend la présence d'autres facteurs nécessaires pour se développer, « les principaux sont : les hormones sexuelles, une prédisposition génétique, une altération du système immunitaire et la consommation de perturbateurs endocriniens [10] ».

L'endométriose est bénigne mais chronique, elle est sous influence hormonale donc hormono-dépendante et sa conséquence est la constitution de foyer hémorragique responsable de réactions inflammatoires chroniques. « Elle débute généralement durant les premières règles et ses symptômes cessent à la ménopause. Nous

10. PETIT Erick, SAUVANET Éric et LHUILLERY Delphine, *Tout sur l'endométriose*, Odile Jacob, Paris 2019 p22

savons aujourd'hui atténuer la symptomatologie de l'endométriose mais on ne sait pas encore la guérir. Le diagnostic reste encore assez long de nos jours, en effet il faut compter environ 7 ans entre l'apparition des symptômes et le traitement chirurgical, la prévalence de la maladie est estimée à environ 10 % des femmes entre 15 et 49 ans[11] ».

L'endométriose est longtemps restée sous diagnostiquée comme le vaginisme car elle touche une zone jusqu'alors restée taboue. Les règles sont considérées comme impures dans beaucoup de religions et a contrario elles fascinent, culpabilisant ainsi la femme d'être ce qu'elle est. L'endométriose comme le vaginisme est également la résultante de certains troubles de l'identité féminine, en effet, cette maladie est hormono-dépendante et implique un bon fonctionnement du complexe hypothalamo-hypophysaire (CHH).

Le CHH est très vulnérable aux atteintes psychiques et notamment au stress post-traumatique (viol, répression de la sexualité, éducation stricte manque d'identification génitale, stress chronique, etc.). L'hypothalamus est en charge de nombreuses fonctions vitales (sommeil, faim, soif, température, hormones etc.) Les hormones du stress entravent le cycle menstruel par mécanisme de survie. L'augmentation du niveau de cortisol impacte la fonction de la GNRH en empêchant ou retardant la hausse de LH, ce qui peut détourner la progestérone et amener à des troubles fonctionnels de la reproduction (règles douloureuses, trouble ovulatoires, syndrome prémenstruel) et aboutir à des maladies telles que l'endométriose. Les douleurs causées par l'endométriose sont comparables à des « coups de poignard » et gênent beaucoup de femmes durant les rapports sexuels. La localisation des lésions est variable

11. Ibid p30

d'une femme à une autre. Selon le manuel MSD des endométriomes vulvaires peuvent apparaître et générer du vaginisme.

### Anisme ou dyssynnergie recto-sphinctérienne :

L'anisme chez la femme se caractérise par des douleurs et des spasmes dans la région pelvienne, souvent associée à des difficultés à contrôler les muscles de l'anus. Les symptômes peuvent inclure des douleurs rectales, des douleurs pendant les rapports sexuels, des difficultés à vider la vessie ou les intestins, ainsi que des sensations de pression ou de lourdeur dans le bas-ventre. Il s'agit d'une absence de relaxation ou une contraction paradoxale du sphincter strié de l'anus et du muscle pubo-rectal (périnée) lors de la défécation [12]. Ce trouble est sensiblement le même que le vaginisme mais touche uniquement la zone rectale. La dyssynergie recto-sphinctérienne peut également être confondu par une endométrioses située au niveau du cul de sac de Douglas, une zone située entre l'utérus et le rectum. Cette affection peut être causée par une variété de facteurs, tels que des lésions nerveuses, des spasmes musculaires, un déséquilibre hormonal, des infections ou des traumatismes, etc. Le traitement de l'anisme peut inclure la physiothérapie, la kinésithérapie, les médicaments pour soulager la douleur et les spasmes, la manipulation manuelle des muscles pelviens, ou dans les cas les plus graves, la chirurgie.

Il est important pour les femmes souffrant de ce syndrome de consulter un professionnel de santé spécialisé dans les troubles pelviens afin d'obtenir un diagnostic précis et un plan de traitement adapté à leur situation. L'anisme peut

12. www.fmcgastro.org la dyssynergie ano-rectale

créer des douleurs durant les rapports sexuels et de surcroît provoquer un vaginisme.

Ce qu'il faut retenir

Le vaginisme se manifeste par une contraction des muscles périnéaux qui bloquent l'entrée du vagin. Cette fermeture est semblable à un mur. Rappelons que le vagin est un organe souple et robuste qui laisse passer un bébé de 2 à 4 kg en moyenne, il est sans risque de rupture et extensible.

Le corps de chaque femme lui est propre et ne ressemble pas à celui d'une autre. Pour ce qui est des organes extérieurs, il est inutile de comparer sa vulve ou son hymen à celui de la voisine, de la sœur ou de la copine, ils nous sont propres. Différentes variations de formes et de couleurs existent. Nous avons vu également que le clitoris est l'organe dédié au plaisir féminin, qu'une partie est à l'extérieur de la vulve et l'autre interne et entoure le vagin. Il n'existe pas réellement d'orgasmes « vaginaux » mais plutôt clitoridiens internes. Le vagin est comme un sas entre la vulve et l'utérus, il permet la bonne réception des spermatozoïdes via le col, mais aussi de l'évacuation des différentes sécrétions tout au long du cycle menstruel, mais il est surtout un organe de plaisir. Ces dernières sont naturelles et saines, témoignent d'une bonne santé vaginale et aident lors de l'excitation afin de favoriser le rapport sexuel.

Nous avons exposé que les zones vaginales, vulvaires, clitoridiennes et péri- vaginales sont des organes indispensables au bon déroulement d'un rapport sexuel. Accepter son corps, ne pas avoir honte de ses réactions corporelles et connaître son cycle menstruel permet de lâcher prise pour conscientiser et érotiser son vagin. Le tube vaginal est un organe à part entière qu'il est nécessaire de conscientiser pour l'intégrer à son schéma corporel. Sans cette prise de conscience la femme concernée reste dans le flou et ne peut pas atteindre le plaisir caché au niveau de son vagin. D'autres affections ressemblent au vaginisme mais doivent être diagnostiquées correctement pour éviter que la femme ayant du vaginisme se retrouve dans l'errance thérapeutique. La nature est bien faite et votre corps aussi.

# Sexualité féminine

L'enjeu d'une sexualité épanouie passe par composer avec ses désirs, ses émotions et ses pulsions. La sexualité est un instinct de survie et de reproduction de l'espèce humaine intrinsèque à tout être humain, sans équivoque. Mais la sexualité n'est pas que physique, elle mêle un aspect émotionnel, un besoin d'attachement propre à chaque personne qui se façonne selon sa propre histoire.

# La première fois : rencontre de soi et l'autre

Dans la vie d'une femme, peu d'évènements sont aussi mythiques que le premier rapport sexuel, véritable rencontre de soi et l'autre. Il est souvent source d'angoisses et d'attentes vis-à-vis de soi et de son partenaire. Il est difficile d'imaginer à l'avance ce qui attend les jeunes filles. La plupart du temps elles sont déçues car elles ont ressenti une douleur ou bien elles n'ont pas joui. De plus, se retrouver nue face à son partenaire et découvrir l'anatomie masculine peut s'avérer inquiétant. Milles et une questions pratiques se posent lorsque la jeune fille se retrouve devant un pénis dont elle ignore tout.

Vous avez eu votre premier rapport sexuel mais vous n'avez pas atteint l'orgasme ? Votre partenaire n'a pas exploré la zone clitoridienne ? Les positions que vous avez testées n'ont pas donné entière satisfaction ? Votre partenaire a perdu son érection et vous vous remettez en question ? Vous vous êtes sentie nulle ? Vous pensez que tous les rapports seront aussi douloureux ? Pas de panique tout ceci est normal, le sexe n'est pas inné et demande que chacune se fasse sa propre expérience.

Certaines jeunes filles se lancent dans la sexualité sans en avoir forcément envie mais souhaitent passer le cap de la première fois pour s'en débarrasser. Le sexe est quelque chose qui se déroule à la fois dans la tête et le corps, le conseil que nous pourrions vous donner est d'attendre d'en avoir envie (désir qui se trouve dans la tête) et d'être excitée (désir qui se déroule dans le corps) et surtout de vous détendre pour sauter le pas. Certaines filles sont prêtes dès le lycée et d'autres ont besoin de plus de temps. Parfois le

corps et l'esprit ne sont pas alignés et en symbiose, cela peut provoquer des crispations du corps dans ce cas-là il vaut mieux attendre d'être prête.
Dans le vaginisme primaire, la première fois est douloureuse et impossible, elle plonge la jeune femme dans un désarroi profond qui se réitère à chaque tentative de pénétration.
La première fois que ce soit pour un homme ou une femme laisse une empreinte indélébile. Elle va être déterminante pour la suite de la sexualité. Pour les jeunes hommes, la première fois se passe généralement mieux que pour une jeune fille car l'orgasme via l'éjaculation est beaucoup facile et accessible. Nous avons vu plutôt que pour la jeune fille l'orgasme est plus difficile à atteindre car le vagin n'est pas encore investi de sensations de plaisir et très peu érotisé. Si cette première fois s'est bien déroulée, alors le rapport sexuel sera compris par le corps et le cerveau comme agréable, plaisant et l'on voudra alors y revenir. En revanche, si elle s'est mal passée, elle laissera un goût amer et une appréhension pour les fois prochaines. De surcroît pour les femmes qui auront vécu un blocage douloureux ou non.

# Vous êtes toujours là ? Parlons maintenant du plaisir sexuel féminin

Avant de parler de plaisir sexuel nous tenons d'abord à mettre un point d'honneur sur **la disponibilité**. Lorsque vous prenez rendez-vous chez le coiffeur ou chez le dentiste vous vérifiez d'abord que vous êtes disponible avant de confirmer ? Et bien en ce qui concerne votre vie sexuelle c'est la même chose.

Êtes-vous disponible ? Derrière le terme disponibilité nous entendons charge mentale, stress, fatigue, état de santé, émotions, etc. Comme nous l'avons développé jusqu'à présent, les différents systèmes de votre cerveau et votre système psychique sont beaucoup sollicités au moment d'un rapport sexuel. Pour que l'épanouissement sexuel soit au beau fixe il vous faut analyser votre disponibilité cérébrale et psychique.

Pourquoi disponibilité cérébrale ? Si votre cerveau est occupé à gérer physiologiquement la douleur d'une migraine, d'un SPM, ou autres maux du corps comme une maladie vous serez physiquement moins disponible au rapport sexuel.

Pourquoi disponibilité psychique ? Si vous êtes stressée, fatiguée, énervée (avec un taux élevé de cortisol) ou que vous préparez psychologiquement la to-do List du week-end vous n'êtes pas disponible non plus à 100 %.

Le sexe est une fusion du corps et de l'esprit, par conséquent, si vous n'êtes pas entièrement disponible à recevoir le plaisir et à en donner, les relations sexuelles se verront moins concluantes sur l'échelle du plaisir. Votre corps et votre esprit ne peuvent pas lâcher-prise car ils sont

surchargés et cela se répercute sur la qualité émotionnelle et physique du rapport sexuel, vous êtes plus sensible à la douleur, moins patiente voire irritable.
Lilou 27 ans me consulte à cause de son endométriose, lorsqu'elle est en crise au moment du SPM et jusqu'à ses règles elle « ne peut pas se laisser aller et sait qu'elle ne va pas jouir malgré la meilleure volonté du monde et attend passivement que son partenaire finisse ».
Linda 32 ans me consulte pour vaginisme secondaire et me dit « quand je suis stressée mon corps est susceptible, je suis irritable, je m'énerve voire pleure facilement et n'arrive pas à l'orgasme ».

## Comment être disponible ?

• Si vous avez une dette de sommeil, il est temps d'aller se coucher. Le sommeil est crucial à la vie de tous, il nous permet une récupération physique, psychologique et intellectuelle. Lorsque nous dormons, notre organisme est en phase de repos mais le cerveau lui, réorganise toutes les informations de la journée pour nous permettre de nous adapter à notre environnement. Manquer de sommeil influe sur vos hormones, votre corps, votre libido et votre humeur. Selon plusieurs études (journal of sexual medecine), le manque de sommeil est directement lié à une baisse de la libido, 1h de plus de sommeil par jour augmenterait de 14 % les chances d'avoir un rapport sexuel le lendemain. Aussi, les femmes qui dorment plus de 7h par nuit ont une libido supérieure à celles qui dorment moins de 7h.

• Si vous êtes stressée, la détente musculaire et mentale que propose la sophrologie peut vous apaiser et vous permettre d'être plus disponible, de lâcher-prise pour pouvoir vivre l'instant présent. Lorsque vous stressez vous activez des hormones et zones du cerveau qui altèrent les zones d'excitation et de plaisir.

• Si émotionnellement vous n'êtes pas « dans votre assiette » c'est pareil, vous ne pourrez pas conscientiser le rapport sexuel de manière optimale, la charge mentale d'une femme est un facteur d'indisponibilité. Il n'y a pas de mal à mettre en mots vos émotions ou demander de l'aide pour alléger cette charge. Que ce soit votre partenaire, un proche ou un thérapeute, ne restez pas seule sous le poids de la charge mentale.

Maintenant que vous avez vérifié votre disponibilité, abordons le plaisir féminin.

## Le plaisir féminin ?

Si les femmes elles-mêmes n'en ont pas entendu parler c'est parce que depuis des siècles il a été pensé, fantasmé et décrit par des hommes. Le sexe féminin a fait couler beaucoup d'encre, mais il faudra attendre la fin du XXe siècle pour enfin comprendre les mécanismes du plaisir sexuel de l'appareil féminin.
D'après le traité de gynécologie obstétrique psychosomatique : Le plaisir sexuel est « la capacité à ressentir des états de jouissance érotiques lors de l'excitation sexuelle et de l'orgasme. »
On ne nous parle pas de pénétration et c'est tant mieux ! Comme nous l'avons vu plus haut, la femme cumule deux zones érogènes, celle du clitoris et celle du vagin. Le plaisir n'est pas forcément dans la pénétration surtout si le vagin n'a pas été conscientisé comme organe de plaisir sexuel. Néanmoins la femme à en sa possession l'organe externe « Roi orgasmique » nommé le clitoris qui donne accès à des orgasmes à répétition. Uniquement dédié au plaisir féminin car il n'a aucune autre utilité.

## Les zones érogènes

Le plaisir sexuel débute lorsque les zones érogènes sont en contact avec des stimulus. Une zone érogène est une partie du corps qui lorsqu'elle est stimulée produit des sensations de plaisir érotique et une excitation sexuelle. Ces parties du corps sont très sensibles car elles contiennent beaucoup de capteurs sensoriels. Ces capteurs sont activés lorsqu'il y a des caresses, baisers, massage, léchage, pincement etc. Ici, le cerveau limbique et le système nerveux fonctionnent à plein régime. Les zones érogènes sont divisées en deux groupe : les zones érogènes primaires et secondaires.

Les zones érogènes primaires chez la femme sont les parties du corps essentielles pour déclencher l'orgasme à savoir le clitoris et le vagin. Le clitoris et plus précisément « le gland » du clitoris est stimulé par des caresses et des frottements et le vagin lorsqu'il est dans l'engorgement sanguin de l'excitation.

Les zones érogènes secondaires sont celles qui permettent d'activer les primaires, leur stimulation permet d'augmenter le niveau de l'excitation. On recense principalement la bouche, la langue, le cou, la poitrine ; la partie interne des cuisses, les fesses, le bas du dos, les mamelons, etc.

Néanmoins, le corps tout entier peut être érogène, étant donné que tout orgasme se fait sur un mode stimulus/réponse, toute stimulation érotique peut théoriquement induire un orgasme. En dehors des zones érogènes bien connues, il a en effet été démontré que bien d'autres parties du corps peuvent provoquer une excitation sexuelle. Cependant, toutes les zones érogènes ne répondent pas de la même façon. L'essentiel de la réponse sexuelle n'est donc pas seulement liée à la zone érogène qui est stimulée mais aussi aux substrats neuronaux qui la sous-tendent. Ceci renforce donc le rôle fondamental du traitement central (cognitif) de l'information reçue au niveau périphérique (système nerveux, nerfs périphériques et moelle épinière) dans le sens où il élargit le concept classique des zones érogènes à tout le corps[1].

Notons également que le cerveau est capable de donner accès à l'orgasme sans que les zones érogènes ne soit touchées, mais par simple pensée. En effet, les rêves érotiques font partis des exemples les plus flagrants de l'importance de la pensée dans le domaine de la sexualité.

**Zones érogènes**

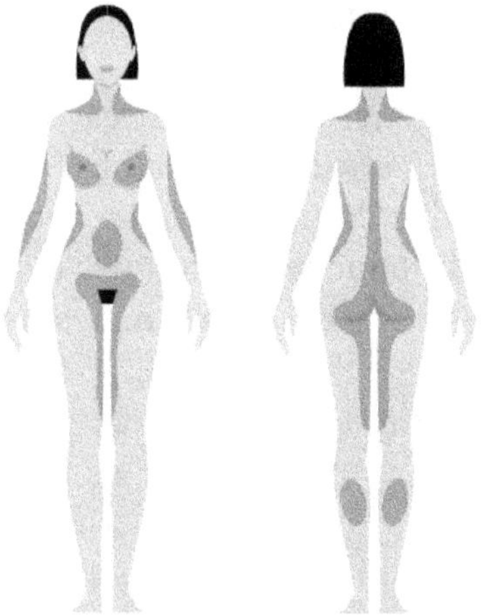

1. https://www.revmed.ch/revue-medicale-suisse/2006/revue-medicale-suisse-58/le-cerveau-au-caeur-du-plaisir-feminin

## Les préliminaires ou rapport sexuel externe

Les préliminaires sont essentiels à la montée du désir, ils représentent l'étape préparatoire au rapport sexuel mais ils peuvent tout à fait se substituer à la pénétration. Nous préférons alors le terme de « rapports sexuels externes », ils peuvent être un bon compromis pour les femmes vaginiques.

C'est un moment de séduction, de parade amoureuse, de tendresse, d'échanges à l'autre, de caresses érogènes qui amène à un état d'excitation sexuelle. Par rapport externe on pense naturellement au sexe oral aux caresses masturbatoires mutuelles mais aussi à la manière d'érotiser le corps, de le penser sexuellement. Le toucher permet de diversifier les plaisirs et les sensations. Parcourir sensuellement les zones érogènes du partenaire et vice-versa apporte une excitation corporelle et émotionnelle positive. Votre corps mais aussi votre cerveau fonctionnent à plein régime.

Lorsque les zones érogènes sont stimulées, le plaisir commence à monter. Votre corps répond sexuellement de façon naturelle par des réactions biologiques et vous emmène dans un tourbillon où désirs et envies sont réunis. Afin de préserver cet état de plénitude corporel n'hésitez pas à guider votre partenaire si ses gestes sont trop rapides ou appuyés. La communication érotique permet à l'un et à l'autre de mieux se connecter. Vous ne vexerez pas votre partenaire si vous lui suggérez de faire des mouvements de langue ou de caresses plus lents ou plus circulaires.

Les rapports externes peuvent être pimentés par des dessous sexy voire carrément osés. Surprendre son partenaire en érotisant son corps permet de se sentir désirée et permet d'augmenter la confiance et l'estime de soi. Les jeux sexuels peuvent également faire monter le désir et l'envie sexuelle d'un cran. Au travers des jeux de rôle la femme vaginique abandonne un instant qui elle est pour incarner un personnage avec ou sans déguisement. Cet exercice permet de laisser libre court à sa créativité sans peur de jugement, il augmente la capacité d'imaginaire. Les dés sexuels sont devenus un classique. Le premier dé correspond aux parties du corps et le second correspond à l'action qui doit être réalisée. On peut ainsi se retrouver à « lécher le cou », « caresser le sexe » et ainsi de suite. Il existe plein de jeux sexuels, en cherchant bien vous trouverez celui qui vous correspond le mieux.

Vous pouvez trouver l'inspiration dans les livres, nous retenons le Kâma sutra, ancestral et légendaire vieux de 1700 ans ainsi que Jouissance club, un ouvrage très détaillé et au goût du jour. La lecture de livres érotiques améliore la capacité d'imaginaire sexuel. Lorsque le livre « 50 nuances de Grey » est sorti en 2011 il s'est vu propulsé en tête des ventes, son succès fut tel que l'adaptation cinématographique à suivi de peu, pourquoi ne pas s'inspirer de ce genre de lecture et se constituer une banque de fantasmes érotiques.

Il existe mille et une façons de faire monter le désir et faire durer l'envie sexuelle jusqu'à l'orgasme. Néanmoins, la femme atteinte de vaginisme a du mal à se complaire sur le long terme dans cette sexualité dite externe. Face à son partenaire, elle culpabilise de ne pas pouvoir lui donner entière satisfaction. Elle fait de la pénétration une obsession, un but à atteindre pour le bien-être du couple. Sachez qu'il existe une ou deux petites choses qui peuvent créer l'illusion de la pénétration.

Parlons de la « mazophallation » et du « hotdogging » qui consistent à créer l'illusion de la pénétration en dehors du vagin par le biais de la poitrine, des fesses ou des cuisses. : Ces deux positions peuvent aider à déculpabiliser face au partenaire et atténuer la charge mentale autour de la pénétration.
Vous pouvez également opter pour les sex toys ou utiliser les dilatateurs vaginaux afin d'ajouter une dimension érotique si vous en avez. Les dilatateurs sont proposés aux femmes atteintes de vaginisme afin de permettre graduellement une ouverture de l'entrée du vagin. Certaines femmes les utilisent pendant leurs rapports externes au moment de la phase de plateau. De cette manière et à leurs rythmes elles peuvent faire la transition entre rapport externe et rapport interne.

# Le rapport sexuel

Le rapport sexuel implique le sexe mais pas obligatoirement la pénétration. Nous avons vu lors du paragraphe précédent que le rapport sexuel peut être externe et que l'on peut créer l'illusion de la pénétration via différentes techniques. Dans cette partie nous abordons le rapport sexuel avec pénétration. Il est l'événement le plus redouté des femmes atteintes de vaginisme mais il représente le but ultime qu'elles souhaitent atteindre.
**Faire l'amour d'où cela vient ?** Vous êtes amoureuse et quand on ressent un sentiment aussi fort on souhaite l'exprimer par des mots doux, des cadeaux, des délicates attentions mais aussi par un rapprochement corporel, ce sentiment est une force qui sort de nous pour l'autre. Lorsque l'on vit un rapprochement sexuel, le contact avec l'autre via les caresses et l'orgasme déclenchent une sécrétion d'ocytocine. Cette hormone de l'amour stimule l'attachement, c'est pour cette raison que l'on dit faire l'amour. Mais avant d'arriver à l'orgasme voyons comment fonctionne un rapport sexuel
Ce sont Master et Johnson qui ont mis en lumière le fonctionnement de réponse sexuelle face à un stimulus ainsi que les différentes phases d'un rapport sexuel. Voyons ensemble en quoi consistent ces quatre phases

<u>L'excitation :</u>
Cette phase correspond à la montée du désir et du plaisir, elle est souvent appelée « préliminaires » et fait suite à des stimuli sexuels. Lors de l'excitation le sang afflux dans les organes génitaux, cela permet au l'érection du pénis et des bulbes du clitoris, les pupilles se dilatent, le vagin se lubrifie, les mamelons durcissent, le rythme cardiaque

s'intensifie, le vagin se dilate (au moins 1 cm de plus) , la sensation au froid diminue et le sens de l'ouïe se modifie. Le cerveau libère de la dopamine et de l'ocytocine qui augmentent l'excitation sexuelle afin d'accueillir la pénétration. Il est à noter que la phase d'excitation est généralement plus longue chez la femme et d'autant plus si elle est ménopausée.

La phase de plateau :
C'est la phase la plus longue du rapport, elle vise à maintenir un niveau croissant de l'excitation afin d'atteindre l'orgasme. Pour que l'excitation atteigne son point culminant, la dimension psychique dans laquelle se trouve la femme doit pouvoir s'aligner avec ses réactions corporelles. En effet, une myriade de connexions neuronales va permettre un changement physique ainsi que la libération de nombreuses hormones pour atteindre l'orgasme. La pénétration est mieux accueillie durant cette phase, néanmoins elle nécessite une grande attention. Pour une femme atteinte de vaginisme, la pénétration doit se faire en douceur et graduellement au rythme de chacune. Essayez de ressentir les pulsions de réceptions de votre vagin lors de l'excitation, attendez qu'il soit bien lubrifié par les effets des préliminaires avant de vous lancer dans le rapport sexuel interne. Vous pouvez introduire les dilatateurs vaginaux ou doigts de votre partenaire pour élargir de manière érotique votre vagin et conscientisez le plaisir sexuel avant d'introduire le pénis ou le sex toy. Faites des pauses en alternant les positions et respirez lentement. Ensuite, commencer par introduire doucement le gland du pénis en faisant des allers-retours lents, il faut attendre que l'entrée du vagin réceptionne le pénis et que votre cerveau abaisse son niveau de cortisol pour ensuite continuer la pénétration jusqu'à ce qu'elle soit complète. Il ne faut pas hésiter à indiquer à son partenaire ses ressentis

et faire des pauses à chaque mouvement d'introduction du pénis, voire changer de position.
Certaines positions sexuelles sont plus adéquates pour une femme atteinte de vaginisme. La position de l'andromaque, (c'est la femme qui est au-dessus de l'homme) permet un contrôle par la femme de l'intromission du pénis, ce qui peut la rassurer. La position de la cuillère est également plus adaptée, les deux partenaires sont sur le côté, l'homme est derrière la femme. Cette position permet un rapprochement tendre des deux êtres.
Nous savons que la peur, la douleur et la peur de la douleur sont les symptômes le plus souvent revenus en cas de vaginisme. Sachez que dans la pratique SM les partenaires définissent à l'avance un code de la douleur pour ne pas aller trop loin. Vous pouvez en faire de même, avant le rapport vous définissez à l'avance avec votre partenaire un code de la douleur et stoppez toute pénétration lorsque vous le prononcez. De cette manière, vous récupérez en autonomie et gardez en contrôle.

L'orgasme :
Freud pensait que l'orgasme clitoridien était infantile et qu'après la puberté, le centre de l'orgasme s'était transféré au vagin. Il avait tort mais pas à 100 %. Il ne pouvait pas connaître l'organe du clitoris dans son ensemble (interne et externe) puisqu'il a été découvert en 1998. Néanmoins l'orgasme vaginal dont il parle pourrait s'apparenter à l'orgasme créé par stimulus internes du clitoris. Même si Freud a fondé sa théorie avec toute la misogynie de son époque, le mythe du vagin orgasmique est encore d'actualité puisque beaucoup de femmes croient encore qu'elles ont des orgasmes vaginaux.
L'orgasme est la résultante de la montée du désir, de la phase d'excitation, de la phase de plateau et du rapport sexuel, qu'il soit interne ou externe.

Il est caractérisé par une contraction rythmique involontaire des muscles péri vaginaux qui correspond au pic du plaisir sexuel chez la femme. Il est décrit par Adam Safron comme une transe sexuelle et d'apogée via stimulations rythmiques. L'orgasme engendre un état de conscience altérée résultant d'une focalisation sensorielle. Les mouvements répétés des différentes zones érogènes sexuelles enclenchent une déferlante d'activation neuronale qui inonde le cerveau d'informations sensorielles agréables ; Un plaisir intense comme l'orgasme nécessite l'activation de plusieurs zones cérébrales mais aussi la désactivation de certaines d'entre elles, comme le cortex préfrontal, temporal et entorhinal. L'orgasme est une sorte de surchauffe conjointe du cerveau et du corps qui provoque une explosion de plaisir sexuel au niveau sensoriel, émotionnel, neuronal et hormonal.

Contrairement aux idées reçues, la dopamine, l'ocytocine ou les endorphines ne sont pas la cause de l'orgasme, bien qu'elles soient libérées au cours de celui-ci. Selon plusieurs études basées sur l'imagerie à résonance magnétique fonctionnelle IRM, le chef d'orchestre des activités cérébrales neuronales responsable de l'orgasme est en premier lieu le système nerveux. Nous vous rappelons que tout passe par les sens, par conséquent le système nerveux est d'abord sollicité par les échanges charnels de caresses, mots doux, vision sexy, etc. et active le cortex sensoriel. Ensuite le système limbique (centre des émotions) va s'activer et faire appel à l'hypothalamus pour libérer les différentes hormones sexuelles, puis faire appel à l'amygdale pour amplifier la réponse émotionnelle de plaisir et enfin à l'hippocampe qui va venir encoder et consolider l'expérience sexuelle agréable. Le cervelet et le tegmentum pontique vont également s'activer, ils sont impliqués dans la réponse cardiovasculaire et motrice de l'orgasme, ils vont être à l'origine des contractions du plancher pelvien chez la femme et de l'éjaculation chez l'homme.

Les neurotransmetteurs générés par l'hypothalamus comme les endorphines sont libérés à la fin de l'orgasme et procurent un effet anxiolytique, antalgique et relaxant. Ce sont les endorphines qui vous poussent dans « les bras de Morphée » après avoir fait l'amour. L'ocytocine qui est l'hormone du lien, vient apaiser les tensions, réduire le stress et vous rend amoureuse de votre partenaire après l'orgasme. La dopamine quant à elle joue un rôle clé dans le circuit de la récompense, c'est d'ailleurs grâce à ce processus que l'on recommence le rapport sexuel. Les mécanismes cérébraux travaillent ensemble pour produire l'expérience de l'orgasme mais un cerveau seul ne peut jouir, il a besoin d'un corps, votre corps. Nous pouvons dire que l'orgasme n'est pas seulement un phénomène physique, il est aussi psychique et mental.

En outre, si vous êtes stressée votre niveau de conscience est trop élevé et vous maintient en état de vigilance, votre cerveau ne sera pas disponible pour un orgasme. Si vous êtes frustrée parce que vous n'avez pas réussi la pénétration il se peut vous n'arriviez pas non plus à lâcher-prise et atteindre l'orgasme. Selon Willhem Reich, si l'énergie sexuelle n'a pas été entièrement déchargée par l'orgasme dans une relation sexuelle pleinement satisfaisante, il y a un « reste » qui va s'accumuler et croupir avec les autres « restes » : c'est cela la stase libidinale, qui devient peu à peu la source des maladies somatiques et libidinales.

En somme, jouir est bon pour la santé physique et mentale. Chaque individu peut avoir des réponses et des sensations différentes pendant l'orgasme, ce qui rend cette expérience sexuelle unique à chaque personne et à chaque fois.

En 1975 l 'OMS déclare que : « La santé sexuelle est l'intégration des aspects somatiques, émotionnels, intellectuels et sociaux de l'être humain sexué, de façon à parvenir à un enrichissement et un épanouissement de la personnalité, de la communication et de l'amour ».

La phase de résolution :

Il s'agit du moment de détente qui suit l'orgasme. Durant cette phase vous baignez dans un flot d'hormones du bonheur car le but de la pulsion sexuelle a été atteint. Chez l'homme cette phase marque la fin du rapport sexuel car les endorphines laissent place à la prolactine, l'hormone qui procure une sensation de satiété. Rappelons-le, l'homme est doté d'un pénis qui ne lui procure qu'un orgasme à la fois, contrairement à la femme et son appareil multi-orgasmique. En effet une femme peut jouir une deuxième fois voire une troisième fois après le premier orgasme. La phase de résolution ne redescend pas forcément à zéro, le rapport sexuel féminin peut reprendre à la phase haute de l'excitation et retourner jusqu'à l'orgasme.

Ce n'est pas la performance qui compte ou le nombre d'orgasmes, mais bien les envies, celles du partenaire ainsi que les sensations. Elles créent un équilibre harmonieux très personnel entre satisfaction des besoins physiques et psychiques.

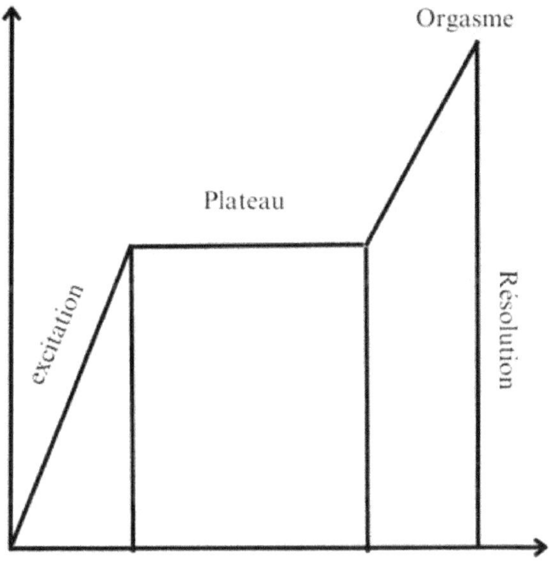
Orgasme
Plateau
excitation
Résolution

Ce qu'il faut retenir :
Nous rappelons que pour avoir un rapport, la disponibilité est primordiale au bon déroulement de celui-ci. Vous devez être dans de bonnes conditions pour apprécier ce moment, pour en optimiser les effets sur le corps et le cerveau. La peau est le plus grand organe du corps. Elle est dotée d'un très grand nombre de capteurs sensoriels qui envoient des messages de détente, de bien-être mais aussi d'envie sexuelle au cerveau. Le toucher est un pilier pour une sexualité épanouie. Sexualité qui d'ailleurs est propre également à chacun, ce qui peut plaire à l'une peut déplaire à l'autre et vice versa. La pénétration n'est pas obligatoire, il existe plusieurs moyens d'atteindre l'orgasme et de prendre du plaisir.
Pour vivre une sexualité épanouie il est primordial de connaître son corps et ses mécanismes. Le corps ne s'allume pas à la demande. Il est un savant mélange d'hormones, d'émotions, d'organes et de stimuli. Il est bon de savoir identifier les moments les plus opportuns pour s'ouvrir à l'autre, s'écouter soi-même avant tout et être indulgents avec notre incroyable machine corporelle.

# Quelles solutions aujourd'hui ?

# Les dilatateurs vaginaux

Les dilatateurs vaginaux sont souvent recommandés comme traitement pour le vaginisme. Ils se présentent en forme de cône progressif que l'on peut insérer dans le vagin pour étirer et détendre les muscles péri-vaginaux afin de s'habituer à la sensation de la pénétration. Ils permettent de prendre conscience du creux de sa zone vaginale tout en gardant le contrôle sur l'ouverture de celui-ci, ils aident à réduire la douleur et la tension associées au vaginisme en améliorant la détente de la zone du plancher pelvien, et aident à améliorer la coordination musculaire pelvienne pour prévenir des risques de rechute. Vous pouvez décider de les utiliser seule, avec votre partenaire ou bien avec la supervision de votre sexologue ou sage-femme.
Voici quelques étapes générales pour utiliser les dilatateurs vaginaux en cas de vaginisme :
- Choisissez un dilatateur de taille appropriée pour commencer. Les dilatateurs vaginaux sont généralement disponibles en plusieurs tailles pour permettre une progression graduelle.
- Trouvez un moment et un endroit au calme où vous vous sentez à l'aise et détendue.
- Appliquez un lubrifiant à base d'eau sur le dilatateur pour faciliter l'insertion.
- Détendez-vous en prenant quelques respirations profondes et en vous concentrant sur la relaxation de vos muscles pelviens.
- Insérez doucement le dilatateur dans votre vagin, en prenant votre temps et en arrêtant si vous ressentez de la douleur.
- Laissez le dilatateur en place pendant quelques minutes pour permettre à vos muscles de se détendre.

– Répétez ce processus régulièrement, en augmentant progressivement la taille du dilatateur au fil du temps.
Nous vous recommandons néanmoins de combiner l'utilisation des dilatateurs vaginaux avec d'autres approches thérapeutiques, pour un traitement complet du vaginisme. En effet, les dilatateurs permettent d'ajouter le vagin au schéma corporel mais certaines femmes trouvent ce procédé très médicalisé et mécanique. Nous savons désormais que le vaginisme n'est pas que biologique, par conséquent un accompagnement bienveillant en psychosomatique permettra la résolution des blocages psychiques et la compréhension du corps physiologique.

## Les crèmes anesthésiantes

L'utilisation d'une crème anesthésiante peut être utile pour certains cas de vaginisme afin de réduire la douleur associée à la pénétration. Certaines crèmes à base de lidocaïne peuvent vous être prescrites par votre gynécologue ou sexologue. Il vous suffit de masser la zone vulvaire avec la crème afin d'anesthésier légèrement la zone péri-vaginale externe. Cette méthode permet de moins appréhender les rapports avec pénétration car la sensibilité périnéale est altérée. Cependant, il est important de consulter un professionnel de la santé avant d'utiliser une crème anesthésiante, car cela ne traite pas la cause sous-jacente du problème. Tout médicament peut avoir des effets secondaires ou des complications. L'auto- médication est à observer avec prudence.

## Les massages entre partenaires :

Lorsque nous avons mal quelque part notre premier réflexe est de poser la main sur la zone douloureuse et de masser ou frictionner afin d'atténuer la gêne. En cas de vaginisme il est recommandé de masser la zone pelvienne et surtout le périnée afin que les muscles se décontractent. Nous avons exposé dans le chapitre sur le périnée qu'il s'agit d'un muscle qui ne peut pas se contracter en permanence car aucun muscle ne fait cela. Le caractère inconscient de la contraction pendant l'acte sexuel peut être détourné par les massage péri-vaginaux faits en amont du rapport pénétratif.
Outre la zone pelvienne, le massage apporte un bien-être mutuel entre les partenaires. En effet, la peau est l'organe le plus grand dont nous disposons, elle renferme plusieurs millions de capteurs sensoriels qui ne demandent qu'à être stimulé afin de relayer l'information de bien-être au cerveau par le biais d'innombrables voies nerveuses. Commencer les préliminaires par un massage de tout le corps ou de certaines zones permet un rapprochement sans égal des deux partenaires. Le sens du toucher lors d'un massage active le système endocrinien qui produit et régule certaines hormones ; Les niveaux de cortisol s'abaissent et la production d'ocytocines et d'endorphines permettent d'atteindre un sentiment de bien-être, aider à diminuer les tensions musculaires, nerveuses et émotionnelles et favoriser le rapprochement sexuel.

## Développer son imaginaire :

Développer son imaginaire sexuel peut être une manière de stimuler sa créativité et d'explorer de nouvelles sensations et fantasmes. Nous rappelons qu'une femme vaginique n'est pas frigide, les envies sexuelles sont bien présentes et peuvent être pimentées selon chacune.

Vous pouvez lire des romans érotiques ou regarder des films pour adultes pour découvrir de nouveaux scénarios et stimuler votre imagination. Échanger des messages coquins avec votre partenaire pour entretenir la flamme de la séduction et permettre d'explorer ensemble de nouveaux fantasmes. Imaginer des scénarios érotiques et les jouer dans votre esprit. De cette manière vous pouvez vous laisser aller à vos fantasmes les plus fous et explorer des situations que vous n'oseriez pas dans la réalité. Vous pouvez également pratiquer la méditation ou la visualisation pour vous connecter à vos désirs les plus profonds et libérer votre créativité sexuelle.

En développant votre imaginaire sexuel, vous pourrez vivre des expériences plus riches et épanouissantes sur le plan sexuel, explorer de nouveaux plaisirs et renforcer votre complicité avec votre partenaire. N'ayez pas peur d'explorer vos fantasmes les plus secrets et de laisser libre cours à votre créativité !

# Les approches thérapeutiques

Il existe plusieurs approches thérapeutiques qui peuvent aider à sortir du vaginisme. Avant de prendre rendez-vous avec un thérapeute il est important d'investiguer en amont sur ses spécialités et vérifier que le vaginisme fasse partie de ses compétences de soignant afin d'éviter toute errance médicale et thérapeutique.

## La thérapie psychosomatique intégrative

La thérapie psychosomatique intégrative est une approche complète qui vise à traiter les troubles d'un individu en prenant en compte à la fois les aspects psychologiques et physiologiques de l'être humain. L'objectif ici est d'aider les patientes atteintes de vaginisme à mieux comprendre les mécanismes qui relient leur corps et leur esprit en s'appuyant sur la psychanalyse, la médecine et les neurosciences. La thérapie psychosomatique propose une prise en charge complète de la patiente afin d'explorer en profondeur les différentes dimensions de son unité psychosomatique. En effet, comme nous l'avons évoqué, le vaginisme est souvent lié à des facteurs psychologiques et émotionnels tels que les traumatismes passés, une relation d'attachement insécure, une peur de la pénétration, peur de la douleur, des croyances négatives sur la sexualité, etc. En travaillant sur les émotions liées au vaginisme, la thérapie psychosomatique s'avère très utile pour identifier, comprendre et traiter les causes sous-jacentes de ce dysfonctionnement sexuel.
Le thérapeute en psychosomatique adopte une posture bienveillante, chaleureuse et maternelle afin d'aider la patiente à réparer son système psychique endommagé

par les évènements de vie douloureux. En intégrant ces aspects psychologiques et physiques dans le processus thérapeutique il est possible d'aider les femmes souffrant de vaginisme à surmonter leurs peurs, à mieux gérer leurs stress, accueillir leurs émotions et à retrouver une relation plus harmonieuse avec leur corps et leur esprit mais surtout à sortir du vaginisme.
La thérapie psychosomatique intégrative est un outil précieux, elle prend en considération la complexité de l'être humain dans sa globalité et se veut très efficace pour le traitement du vaginisme, de sa résolution, la prévention du risque de rechute et aide à progresser vers des relations sexuelles plus satisfaisantes et épanouissantes.

## La sophrologie

Respirer est la première chose que chaque être humain fait sur terre. La naissance est le premier souffle de vie.
Respirer permet d'assurer un apport suffisant en oxygène à notre organisme tout en expulsant notre dioxyde de carbone. Vous l'aurez compris, respirer est vital.
Bien respirer est bon pour le corps et pour l'esprit. Des études de neurophysiologie affirment qu'une bonne respiration agit sur notre état mental et favorise la détente, elle apaise notre système nerveux, améliore le système cardiovasculaire et stimule le système digestif. Il existe de nombreuses études scientifiques qui ont démontré les bienfaits de la respiration sur la santé physique et mentale. Voici quelques-unes des découvertes les plus importantes :
1. Une étude publiée dans le journal Frontiers in Psychology a montré que la respiration profonde et lente peut aider à réduire l'anxiété et le stress, en abaissant le niveau de cortisol (l'hormone du stress) dans le sang.
2. Une recherche menée par des scientifiques de

l'Université de Virginie a révélé que la respiration diaphragmatique (respiration abdominale) peut améliorer la fonction pulmonaire et réduire les symptômes de l'asthme chez les patients atteints de cette maladie.

3. Une étude publiée dans la revue Psychophysiology a montré que la respiration contrôlée et consciente peut améliorer la concentration et la performance cognitive chez les individus.

4. Une recherche menée par des scientifiques de l'Université de Standford a montré que la respiration profonde et rythmée peut aider à réguler le système nerveux autonome, en réduisant la pression artérielle et en améliorant la régulation du rythme cardiaque.

5. Enfin, une étude publiée dans le journal NeuroImage a montré que la respiration profonde peut stimuler l'activité cérébrale dans les régions impliquées dans la régulation des émotions, ce qui peut contribuer à améliorer l'humeur et la santé mentale.

Ces différentes études démontrent l'importance de la respiration pour la santé globale et le bien-être, et soulignent les nombreuses façons dont une respiration consciente et contrôlée peut être bénéfique pour notre corps et notre esprit.

La sophrologie peut être une approche efficace pour traiter le vaginisme car elle combine des techniques de relaxation, de respiration et de visualisation pour aider les femmes à se détendre et à contrôler leurs anxiété et leurs tensions musculaires.

En travaillant sur la conscience de son corps et en apprenant à relâcher les tensions physiques et émotionnelles, les femmes souffrant de vaginisme peuvent progressivement réduire leurs blocages et retrouver une sexualité épanouie.

## La sexologie

Le vaginisme étant un trouble sexuel, la suite logique dans son questionnement de la thérapie appropriée est de se diriger vers professionnel de la sexualité. Il en existe 2 types, il peut être un médecin ou un sexothérapeute.
Le sexologue est un médecin qui a suivi obligatoirement un cursus de médecine. Il est très souvent lié à une autre spécialité en rapport des organes sexuel comme la gynécologie, l'urologie etc. Lui seul est autorisé à ausculter un patient ou à prescrire des traitements médicamenteux si la cause du trouble est physiologique. Il peut donc détecter une cause au vaginisme physique comme une mycose persistante, une irritation ou autre affection qui gênerait la patiente. La plupart du temps les sexologues médecins, orienteront dans le cas du vaginisme leurs traitements vers une conscientisation du vagin d'un point de vue physique. Les dilatateurs vaginaux sont très souvent prescrits. Les séances s'articulent alors autour des insertions progressives des différents niveaux de 1 à 6. Cette thérapie, est tout à fait adéquate à une patiente qui présente un vaginisme secondaire car pour reprendre le contrôle et la confiance en son corps une rééducation vaginale peut lui convenir. En revanche dans le cas d'un vaginisme primaire nous avons expliqué précédemment l'importance de l'axe psychologique, il paraît plus approprié de suivre : soit une rééducation vaginale en complément d'une psychothérapie, soit de se diriger directement vers un sexothérapeute.
Le sexothérapeute (appelé aussi psychologue sexologue) est amené également à traiter les troubles sexuels mais davantage au travers du prisme de la psychologie. Il travaille avec la patiente sur les dysfonctionnements émotionnels et psychologiques qu'elle peut rencontrer. Il peut également intervenir au niveau conjugal et

devenir conseiller sur cet aspect relationnel. Il convient au vaginisme primaire mais également au vaginisme secondaire.

## La kinésithérapie / Ostéopathie

Le kinésithérapeute et l'ostéopathe, peuvent être contactés dans le cadre d'un vaginisme car la piste musculaire peut être envisagée dans un premier temps. Nous avons vu que le périnée est un muscle complexe qui se contracte volontairement ou involontairement. Apprendre à contrôler et connaître ce muscle en profondeur est une étape importante. Le périnée peut être endommagé par des chutes, du sport intensif, des problèmes digestifs ou plus largement un problème de posture. Un périnée trop incliné peut engendrer des répercussions sur le bassin et des tensions/contractures peuvent apparaître au niveau des différents organes qu'il soutient comme la vessie, les intestins, le vagin etc.

La kinésithérapie intervient pour décontracter les muscles et assouplir le périnée, manuellement à travers des massages et manipulations ou avec des instruments (dilatateurs vaginaux par exemple).

L'ostéopathie prend en compte l'unité organique d'un corps. C'est-à-dire qu'il est considéré comme une seule entité reliée par les tissus qui le composent. En ce sens, si un dysfonctionnement apparaît dans une structure du corps il peut retentir sur les structures voisines et créer des douleurs ou endommager un autre système. Par exemple, une mauvaise posture du bassin (problème osseux) peut engendrer une mauvaise digestion (répercussion sur le fonctionnement des organes) ou encore favoriser un vaginisme car le périnée est impacté et trop contracté.

## La Thérapie de couple

La thérapie de couple peut s'envisager afin d'améliorer l'entente au sein du couple. Elle permet de mieux connaître les mécanismes de fonctionnement de l'autre ainsi que ses mécanismes comportementaux. Les deux membres du couple sont invités à partager leurs ressentis, libérer leurs émotions et s'écouter l'un et l'autre. Le thérapeute se positionne comme médiateur au sein du couple afin de pouvoir libérer sans jugement la parole de chacun, partager les ressentis, leurs émotions et apprendre à s'écouter l'un et l'autre dans le respect mutuel. Les différentes problématiques récurrentes qui peuvent être abordées sont les rancœurs entre les deux partenaires, le rôle de chacun au sein du couple et de la famille, les dysfonctionnements sexuels et de communication. La thérapie aide le couple à comprendre l'autre en fonction de sa culture, religion ou éducation qui lui est propre. Elle peut s'avérer bénéfique en cas de vaginisme, car elle permet de faire comprendre au partenaire la problématique dans lequel se trouve la femme atteinte de vaginisme. Il est important que les deux partenaires soient ouverts et engagés dans le processus thérapeutique pour mieux surmonter les défis du vaginisme.

## Le yoga

Le yoga peut aider à soulager les symptômes du vaginisme car il permet de gagner en souplesse au niveau des muscles et des articulations. Il peut être bénéfique dans le cadre du vaginisme afin d'assouplir les muscles du périnée et d'éliminer des tensions corporelles.
« Par différents procédés, tels le contrôle du souffle, la concentration, la méditation, le yoga permet d'atteindre des états profonds de relaxation et un renforcement

de l'équilibre psychocorporel. ». Les postures de yoga peuvent aider à relâcher la tension dans les muscles du plancher pelvien, ce qui peut contribuer à réduire la douleur et l'inconfort associés au vaginisme. De plus, la pratique régulière du yoga peut aider à améliorer la confiance en soi et la conscience de son propre corps, ce qui peut être bénéfique pour les femmes souffrant de vaginisme.

## La méditation

La méditation, très en vogue ces derniers temps, est pourtant une pratique très ancienne pratiquée dans beaucoup de religions. En quoi consiste-t-elle ? C'est une pratique qui vise à se concentrer sur un point, un objet, une image (visualisation) ou à prier, dans un cadre plus spirituel. Cette pratique permet d'augmenter sa concentration, réduire le stress et selon une étude de la prestigieuse Harvard Medical School, augmenter la matière grise du cerveau.
Il a été observé par le biais des imageries que lorsque l'on pratique la méditation les zones du cerveau en charge de traiter les émotions (insula, amygdales) sont sollicitées. Des études ont démontré que des souvenirs émotionnels peuvent être stockés dans l'insula. Le but de la méditation en pleine conscience est de recevoir les informations communiquées par le corps sans chercher à les chasser mais plutôt de les analyser, les canaliser. En étant attentif à ce que nous dit notre corps, il devient plus simple de gérer ses émotions sur l'instant présent et donc de les réguler. En méditant régulièrement, une personne peut apprendre à reconnaître et à accepter ses peurs, puis à les gérer de manière appropriée.

En outre, la méditation permet de réduire l'activité de l'amygdale, ce qui peut aider à atténuer la réponse de peur à long terme. Il a également été démontré que la méditation peut améliorer la confiance en soi et réduire les symptômes de l'anxiété. Dans le cas du vaginisme on peut donc apprendre à mieux gérer ses émotions et réactions excessives en se concentrant sur la sensation de peur ou d'inconfort lors de la pénétration. Mais aussi apprendre à se détendre en dissociant la peur et le stress du rapport sexuel.

## TCC Thérapie cognitivo-comportementale

La thérapie cognitivo-comportementale (TCC) est une approche thérapeutique qui vise à aider les patientes à identifier et à modifier les pensées négatives et les croyances erronées liées à la sexualité et à la pénétration vaginale. Les techniques de la TCC peuvent aider à réduire l'anxiété liée à la douleur et à apprendre des techniques de relaxation pour relâcher les muscles du plancher pelvien.

## EMDR

L'EMDR (Eye Movement Desensitization and Reprocessing) est une thérapie qui peut être utilisée pour traiter le vaginisme. Cette thérapie vise à aider la personne à traiter les émotions et les expériences traumatisantes qui pourraient être à l'origine du vaginisme, en facilitant le traitement et la résolution des souvenirs douloureux. L'EMDR peut être utilisée en complément d'autres approches thérapeutiques pour traiter le vaginisme et aider la personne à retrouver une vie sexuelle épanouie.

## La Gestalt

La gestalt-thérapie est axée sur la conscience de ce qui se passe à l'instant présent « l'ici et maintenant » au niveau corporel, émotionnel, relationnel et psychique. Cette thérapie permet de se connecter aux émotions, de comprendre ses schémas de pensées et déconstruire les « fausses croyances » liées au vaginisme par exemple. La gestalt s'appuie sur le présent, elle aide à vivre aujourd'hui avec un passé douloureux et vise à transformer les expériences douloureuses en schéma positif pour améliorer la qualité de vie sexuelle. En combinaison avec d'autres approches thérapeutiques et des techniques spécifiques pour le traitement du vaginisme, la thérapie Gestalt peut être utile pour aider les femmes à surmonter ce trouble et retrouver une vie sexuelle épanouie.

## Le massage thérapeutique

D'après la fédération Québécoise et Française de massage, le massage procure de nombreux bienfaits au cerveau et au corps. Beaucoup de disciplines et pratiques thérapeutiques s'en sont inspirées telles que la kinésithérapie, l'ostéopathie etc.... Dans diverses situations, le massage est recommandé pour gérer au mieux sa douleur, pour détendre les muscles, pour soulager des migraines, agir sur le dérèglement menstruel ou encore pour se relaxer après un événement stressant. Le massage permet la réduction du niveau de cortisol (hormone du stress) et augmente les hormones dîtes du bonheur. Voilà pourquoi la plupart d'entre nous s'endort après un massage. Il n'est pas rare que certaines personnes se mettent à pleurer ou à rigoler pendant un massage car elles libèrent les émotions enfouies ou refoulées. Cette détente du corps permet également de se reconnecter à soi

dans une société ou le toucher est presque devenu déplacé. Conscientiser chaque partie de son corps permet de mieux l'assimiler au schéma corporel et mieux la considérer.
Le massage serait également bénéfique dans l'estime de soi, pilier important dans le vaginisme. En effet, se reconnecter au toucher corporel et en avoir une vision positive, permet de mieux appréhender la relation avec l'autre.

Ce qu'il faut retenir :
Après avoir retracé le vaginisme dans l'Histoire et éclaircit les raisons du tabou qui gravitent autour de lui, nous avons mis en avant le fait que la sexualité féminine de manière générale est un sujet qui a mis du temps à être considéré. Le vaginisme est un syndrome qui empêche tout rapport sexuel avec pénétration vaginale complète. Nous avons parcouru ses différentes causes et conséquences, et édifier l'importance du partenaire. Nous espérons que vous aurez pris la mesure du lien indissociable entre le corps et l'esprit que la psychosomatique intégrative met en lumière. Vous aurez compris également que si l'un est impacté de quelque manière que ce soit, positive ou négative, alors l'autre est impacté automatiquement à travers les marqueurs somatopsychiques.
Le vaginisme est un trouble multifactoriel et son symptôme physique principal est la douleur. Il peut se manifester chez chacune d'entre nous qu'il soit primaire ou secondaire. Primaire quand il est présent depuis longtemps et encodé dans le corps féminin, il fait surface au moment de la première insertion. Et secondaire lorsque la femme a connu une ou des expériences sexuelles épanouissantes. Le point commun entre ces deux types est un

« non » corporel. Nous avons vu qu'en réalité ce « non » du corps est directement relié à une expérience négative vécue dans le parcours de vie de la femme atteinte de vaginisme. De multiples causes telles qu'une éducation sexuelle inexistante ou biaisée, un développement psychosexuel altéré, une méconnaissance du corps, une relation d'attachement insécure, des traumatismes ou encore des accouchements difficiles, etc., peuvent déclencher un vaginisme. Quel que soit le type de vaginisme, un risque de rechute est possible.
Du fait que ce trouble est multifactoriel, il est indiqué de soigner son corps et son esprit pour en sortir. Nous avons également mis en lumière l'utilité du périnée et du clitoris qui ont été étudiés tard dans l'Histoire, mais cela a permis une meilleure compréhension de la réponse sexuelle féminine. Nous vous avons expliqué sans tabou comment votre corps fonctionne afin que vous puissiez déculpabiliser et apprendre sur vous. Les études que nous avons à disposition aujourd'hui sont rassurantes et nous permettent de comprendre davantage les troubles, les gênes, et affections autour des organes génitaux de la femme. La démystification autour du rapport sexuel, de l'hymen et la virginité sont une partie à caractère déterminant pour la construction de l'éducation sexuelle de la jeune femme/fille. Nous avons mis également l'accent sur la disponibilité à observer lors d'un rapport sexuel. Si l'esprit n'est pas disposé à entreprendre et vivre une expérience alors le corps sera sans doute du même avis.
L'errance médicale qui peut induire de mauvais

diagnostics tend à se réduire ces dernières années. Le personnel soignant est de plus en plus au fait des différentes problématiques sexuelles féminines. Ils sont également de plus en plus conscients que l'aspect psychologique de la patiente est à prendre en considération à chaque rendez-vous, intervention et accompagnement. Le lien entre le soignant / thérapeute et sa patiente est fondamental pour une bonne prise en charge. La psychosomatique intégrative fait correspondre les évènements de vie aux manifestations du corps, et est tout particulièrement recommandée pour sortir du vaginisme. Au travers des différents témoignages nous avons pu voir que lorsque l'on investigue dans le passé des patientes, très souvent nous pouvons identifier des points clés sur lesquels travailler afin d'aider la femme atteinte de vaginisme à se poser les bonnes questions et panser leurs blessures. Il convient de ne pas rester seule face au vaginisme, il ne s'agit pas d'une maladie mais d'un trouble sexuel qui se résout. Il est important de préciser que pour sortir du vaginisme vous avez besoin d'écoute, de non-jugement, de bienveillance et surtout de croire en vous car vous êtes une vraie femme n'en doutez pas. À chacune son histoire, chacune son vaginisme et à chacune sa thérapie.

# ANNEXES

## Questionnaire d'introspection personnelle

De quel vaginisme suis-je atteinte ?
Ai-je eu une éducation sexuelle stricte ou opaque ?
Ai-je vécu des traumatismes physiques (accident, opération, etc.) ?
Ai-je vécu d'autres traumatismes (deuil, agression, violences, abandon, IVG, etc.) ?
Quel est mon schéma d'attachement ?
Suis-je dans le contrôle ?
Ai-je déjà réussi à insérer un tampon ou un doigt dans mon vagin ?
Suis-je atteinte du SPM ?
Ai-je de l'endométriose ?
Suis-je très émotive ?
Quelle émotion me submerge le plus ?
Quel besoin se cache derrière mes émotions ?
Ai-je déjà été auscultée par un gynécologue ou sage-femme ?
Ai-je un projet de grossesse ?
Est-ce que je sais dire NON ou m'est-il difficile de refuser un service ?
Ai-je appris sur mon corps à la lecture de ce livre ?
Ai-je appris sur la sexualité à la lecture de ce livre ?
Ai-je déjà impliqué mon partenaire dans la résolution du vaginisme ?
Quels exercices je pourrais faire ?

Quels spécialistes me correspondent le plus ?
Quelle thérapie m'aiderait à lâcher-prise ?

**Exercices à faire seule ou à proposer aux patientes**

Étape N° 1 : J'apprends mon corps

Les sentiments, les pensées, les émotions, les angoisses, les inquiétudes, se traduisent toujours au niveau du corps par des tensions. Le vaginisme est un très bon exemple d'angoisse qui entraîne des répercussions sur le corps. Les tensions musculaires sont plus ou moins profondes et empêchent toute pénétration.

Nous habitons notre corps et lui faisons subir beaucoup de pressions tout au long de la journée. Ce corps que nous ne connaissons pas nous a appris « que son silence rassure ». Nous l'entendons que lorsqu'il se plaint « j'ai mal à la tête » , « j'ai mal au dos, au ventre, partout... », dans le cas du vaginisme, il se fait entendre au moment de la pénétration, et pourquoi pas nous dire « mon corps me fait du bien » Nous sommes connectés sur les réseaux sociaux, le net, la télévision, au travail etc. Mais qu'en est-il de notre corps ? Puisqu'il est le contenant de notre nous-même, apprenons à le connaître, à l'apprécier et peut-être même le savourer. À travers l'exercice suivant nous allons tenter de vous reconnecter à votre corps et vous montrer qu'il n'est pas seulement le siège de nos douleurs mais qu'il renferme aussi beaucoup de plaisir. À chaque fois que vous verrez [...] patientez 3 à 5 secondes avant de lire la phrase suivante, ce temps de pause entre chaque phrase vous permet une meilleure prise de conscience de ce qu'il se passe dans votre corps. Les temps de pause définis par [...] dans ce texte sont nécessaires en sophrologie.

À présent, vous allez vous installer dans une position agréable et sans tension, pensez à mettre votre téléphone

en mode avion et essayez tant bien que mal de faire abstraction des bruits extérieurs pour pouvoir vous connecter à votre rythme intérieur.
Maintenant que vous avez trouvé votre position, portez attention à l'air qui entre et qui sort de vos poumons [...]
Observez votre corps respirer sans effort, naturellement [...]
Ressentez la fraîcheur de l'air à chaque inspiration et le souffle tiède à chaque expiration[...]
Continuez de respirer calmement en détendant votre ceinture abdominale. Prenez le temps qu'il faut, ce temps est unique et pour vous [...]
Inspirez profondément par le nez en gonflant votre ventre, Expirez lentement par la bouche en laissant redescendre votre ventre[...]
Reprenez une respiration naturelle [...]
Portez à présent attention à votre visage, imaginez un point de détente envahir votre crâne et glisser lentement le long de votre visage[...]
Détendez vos joues [...] desserrez vos dents [...] laissez l'air aller et venir en vous sans tension [...]
Laissez passer vos pensées parasites et concentrez-vous sur vos ressentis corporels [...]
À présent laisser la détente envahir le haut de votre corps [...] vous pouvez abaisser vos épaules et sentir vos bras se relâcher [...]
Percevez les battements doux et réguliers de votre cœur, ils diffusent la vie et le calme en vous [...] Détendez votre dos [...] déverrouillez votre ventre [...] laissez-le sortir comme après un bon repas [...]
Observez les sensations de liberté de mouvement de votre corps sans vous évader dans vos pensées [...]
Inspirez profondément par le nez en gonflant votre ventre [...] Expirez lentement par la bouche en le laissant

redescendre [...]

Sentez-le se dénouer [...] Ressentez votre périnée se détendre à chaque respiration [...] appréciez la décontraction de vos muscles pelviens [...] vous pouvez peut-être ressentir une sensation de chaleur ou de légèreté [...]

Essayez de ressentir votre vagin comme organe de plaisir [...] Vous pouvez inspirer par le nez et contracter votre périnée pour mieux apprécier sa présence [...] Le décontracter en soufflant par la bouche [...] Si vous n'y parvenez pas pour l'instant ne soyez pas dure avec vous-même et accueillez vos ressentis sans jugement [...] Restez focus sur votre respiration calme et régulière [...]

Inspirez profondément par le nez en gonflant votre ventre [...] Expirez lentement par la bouche en le laissant redescendre [...]

Portez attention à vos jambes et laissez la détente les envahir [...] Décroisez les pour éviter toutes tensions résiduelles [...] Laissez vos cuisses se déposer naturellement sur votre support [...] relâcher vos genoux et vos mollets [...] laissez la détente vous envahir jusqu'aux pieds [...]

Prenez conscience que votre corps est détendu [...] Observez ce qui en passe en vous [...] Appréciez les sensations que vous procure cet apaisement du corps [...]

Entourez-vous d'une bulle de détente imperméable [...] Remerciez-vous pour cet échange de sensations avec vous-même [...] Vous pouvez même vous sourire si le cœur vous en dit [...]

Faites durer ce plaisir encore quelques instants [...] recentrez-vous sur ce corps qui vous va si bien [...] Vous savez l'apprivoiser et le mener à la détente [...] Laissez-passer vos pensées, et savourez votre rencontre [...] Inspirez profondément par le nez en gonflant votre ventre [...] Expirez lentement par la bouche en laissant redescendre votre ventre[...]

Reprenez une respiration naturelle [...]

Fermez à présent vos yeux et ne les rouvrez que lorsque vous vous sentirez prête[...]

Étape N° 2 : L'étoile

Cet exercice vise à apprendre à se détendre avec le souffle.

Pour réaliser cet exercice vous allez vous installer dans votre lit en position allongée, les bras et les jambes écartés telle une étoile.

Vous fermerez vos yeux et ferez l'exercice de respiration en carré suivant à 3 reprises en laissant un temps de respiration naturelle et calme de 5 secondes entre chaque exercice :

- **Respiration en carré :**

- Inspirez profondément par le nez pendant 5 secondes
- Retenez votre respiration pendant 5 secondes
- Soufflez par la bouche pendant 5 secondes
- Retenez votre respiration pendant 5 secondes

Étape N° 3 : L'exercice de Kegel

## Exercice de Kegel

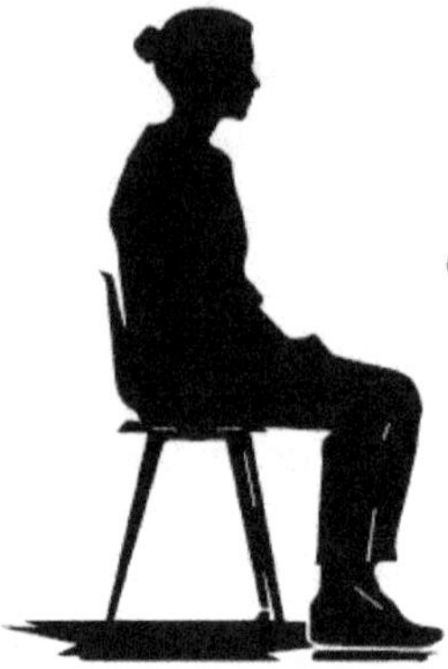

En position assise et le dos bien droit contractez les muscles du plancher pelvien comme pour retenir les urines ou un gaz durant 10 sec.

Observez un temps de pause de 20 sec

Recommencez 5 fois

Étape N° 4 Détente pelvienne

Cette étape consiste à détendre son corps comme lors de l'Étape N° 1 et inclure des contractions du périnée associées à la respiration. Pour cela installez-vous en position allongée de préférence dans un endroit calme.

Effectuez un scan de détente du corps en partant du haut de votre crâne jusqu'au pied et attendez de ressentir le calme en vous. Lorsque vous y êtes, vous inspirez par le nez, bloquez votre respiration en contractant votre périnée durant 5 secondes et soufflez lentement par la bouche en le décontractant. Recommencez 3 fois. Cet exercice permet de prendre conscience de la souplesse de vos muscles périnéaux. En recommençant chaque jour pendant une semaine vous serez capable d'intégrer la détente de votre zone pelvienne de façon naturelle.

Étape N° 5 : Le doigt ou premier palier de dilatateur vaginaux

Durant cette étape vous allez prendre conscience de votre creux vaginal ; Vous vous apercevrez qu'il n'est pas un conduit rigide et garderez le contrôle sur votre douleur. Il est important de ne pas forcer jusqu'à avoir mal, le but étant une prise de conscience en douceur pour permettre une ouverture progressive associée à la sécurité.

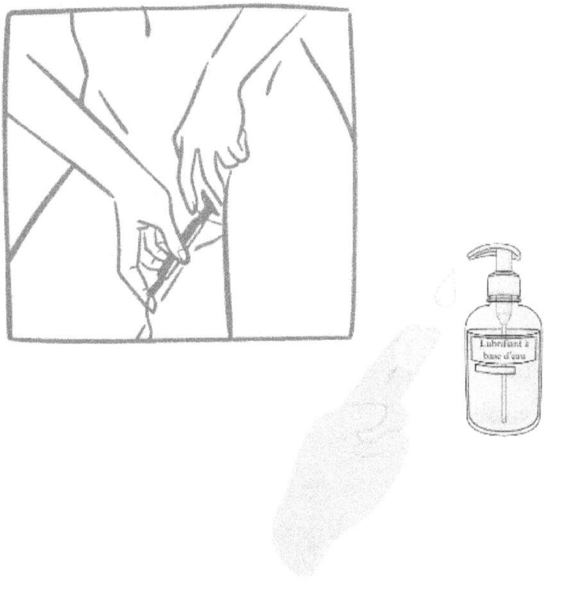


Dans un premier temps installez-vous dans un endroit où vous ne serez pas dérangée. Munissez-vous d'un gel lubrifiant à base d'eau et sans parfum, lubrifiez votre doigt (ongle coupé) ou votre dilatateur. Positionnez-vous debout, une jambe sur un marche pied ou sur le rebord d'une baignoire. Si cette position vous est inconfortable vous pouvez vous allonger. S'accroupir permet également une bonne ouverture du bassin et une bonne ouverture du périnée. Écartez légèrement les lèvres de votre vagin, vous pouvez également appliquer du lubrifiant au niveau de votre vulve. Respirez calmement pour réduire vos tensions. Insérez doucement votre doigt ou votre dilatateur lubrifié dans votre vagin. Vous gardez le contrôle sur votre douleur restez calme et prenez conscience de la forme de votre creux vaginal sans tension ni peur.

Étape N° 6 : Détendre son périnée

Pour réaliser cette étape il vous faut un lubrifiant si vous souhaitez la pratiquer seule ou attendre que vous ayez une lubrification suffisante lors des préliminaires. Le périnée se contracte à l'approche d'une pénétration quelle qu'elle soit. Pour décontracter les muscles nous vous proposons de réaliser un automassage ou bien de le faire faire par votre partenaire.

Il s'agit d'introduire une phalange de votre doigt ou celle du partenaire et de masser l'entrée du vagin en faisant un U. Vous pouvez également masser chaque côté des petites lèvres de haut en bas pour détendre les muscles et intégrer une dimension érotique au massage.

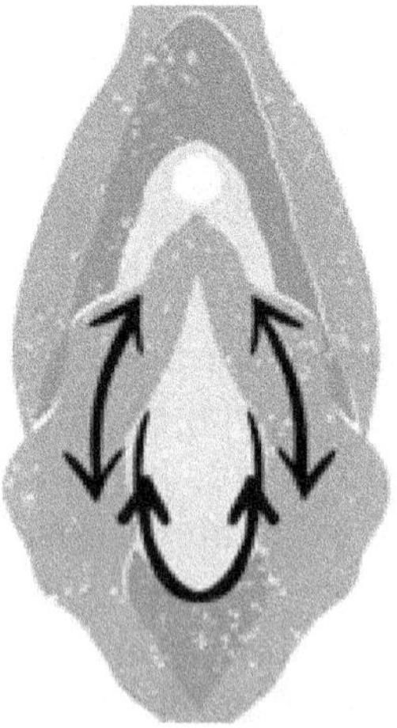

Étape N° 7 : Érotisation du vagin

Cette étape permet d'ajouter une dimension érotique à votre vagin pour vous permettre de l'investir de libido sexuelle. Vous avez pu remarquer que lorsque vous êtes excitée sexuellement votre vagin se lubrifie naturellement. Cet exercice est à incorporer à votre sexualité de tous les jours afin de laisser progressivement la main votre partenaire. Il ne s'agit pas là de parler de pénétration du pénis dans le cadre d'un rapport sexuel mais tout simplement de lui laisser un peu de place avec votre accord dans la résolution du vaginisme.

Lorsque vous serez en plein ébat sexuel avec votre partenaire vous l'inviterez à participer à la dilatation graduelle de votre vagin en lui montrant comme vous utilisez les dilatateurs vaginaux (peu importe le palier) ou votre doigt. Vous allez lui apprendre quels sont les mouvements à imiter pour lui laisser de l'espace dans le vaginisme, cela aura l'effet escompté soyez-en sûre, l'excitation montera d'un cran et vous ne serez en rien ridicule. Lors d'une stimulation orale ou clitoridienne par exemple, vous pouvez très bien introduire votre doigt dans votre vagin ou lui demander d'introduire un dilatateur ou son doigt en même temps qu'il vous stimule. Lorsque vous ressentirez les sensations de pulsions de réception féminine vous pouvez également demander que le pénis de votre partenaire caresse l'entrée du vagin sans y rentrer, là aussi l'excitation s'élèvera et qui sait, vous vous sentirez peut-être prête.

Vous pouvez en amont du rapport définir un code de la douleur pour que la pénétration soit stoppée, de cette manière vous gardez un certain contrôle et anticipez moins la peur.

Étape N° 7 : Choisir une aide

Le vaginisme n'est pas une maladie mais un trouble qui se résout dans 100 % des cas. Encore faut-il accepter que l'on ait besoin d'aide extérieure et neutre. Les thérapeutes ne vous feront pas culpabiliser, ils sont neutres et œuvrent avec la patiente pour l'accompagner à résoudre ses blocages. Votre vaginisme peut être d'ordre physique comme nous l'avons vu mais il peut également être symptomatique de traumatismes non réglés. Vous pouvez très bien réussir seule avec l'aide de votre partenaire à vaincre ce trouble mais pour éviter de baisser les bras face à quelques échecs il convient de choisir son ou ses thérapeutes pour en sortir. Cette étape consiste à choisir un professionnel de santé adapté à votre problème. « Les Clés de Vénus » est une association qui aide les femmes à sortir du vaginisme et recense les professionnels de santé qui connaissent ce trouble. Sachez que vous n'êtes pas seule et qu'il existe beaucoup de solutions.

# Remerciements

Nous tenons à remercier solennellement le Professeur émérite Jean-Benjamin Stora pour son grand savoir, sa disponibilité et sa bienveillance. Un grand merci aux patientes d'Élodie pour leur confiance et leurs témoignages qui ont donné vie à cet ouvrage. Elles représentent un terreau fertile et ce pour chaque thérapeute. Merci à tous nos proches qui nous ont soutenus dans l'écriture, et la relecture de ce livre avec une mention spéciale pour « Mireille et Jeanine ». Et plus largement merci à toutes les femmes qui se sont battues à contre-courant pour faire exister nos droits actuels et propulser la parole féminine à un rang égal à celui de l'homme.

# Bibliographie


FREUD, Sigmund, Trois essais sur la théorie sexuelle, Payot & Rivages, Paris, 2014

FREUD Sigmund, Sur le rêve, Payot & Rivages, Paris, 2016

FREUD Sigmund, Cinq leçons sur la psychanalyse, Petite bibliothèque Payot, Paris, 1984

FREUD Sigmund, La sexualité infantile, Payot & Rivages, Paris, 2011

FREUD Sigmund, Psychopathologie de la vie quotidienne, Payot & Rivages, Paris, 2010

FREUD Sigmund, La féminité, Payot & Rivages, Paris, 2016

SCHAFFER Herbert, La Psychologie d'Adler, Masson, Paris, 1976

FERENCZI Sandor, Confusion de langue entre les adultes et l'enfant, Payot & Rivages, Paris, 2004

FERENCZI Sandor, Le traumatisme, Payot & Rivages, Paris, 2006

KLEIN Mélanie, Le complexe d'œdipe, Payot & Rivages, Paris, 2006

STORA Jean-Benjamin, La Neuro-psychanalyse, « Que sais-je », PUF, Paris 2006

STORA Jean-Benjamin, Le stress, « Que sais-je », PUF, Paris 2019

STORA Jean-Benjamin, Quand le corps prend la relève, stress, traumatisme, et maladies somatiques, Edition Odile Jacob, Paris 1999

STORA Jean-Benjamin, 15 cas de thérapie psychosomatiques, comment soigner les malades, non simplement leurs maladies, Hermann, Paris 2019

STORA Jean-Benjamin, Neuropsychanalyse controverses et dialogues, MJW Édition, Paris, 2011
STORA Jean-Benjamin, L'être humain est une unité psychosomatique, toutes les maladies sont psychosomatiques, Librinova 2021
STORA Jean-Benjamin, Psychosomatique intégrative : une nouvelle approche des relations entre le corps et l'esprit, éditions in press, Paris 2023
MARTY Pierre, La psychosomatique de l'adulte, « Que sais-je », PUF, Paris 6e édition, 2004
GRODDECK Georg, Le livre du ça, « Connaissance de l'inconscient », Gallimard, Saint Amand, 1991
SPITZ René A., De la naissance à la parole, la première année de la vie, PUF 5e édition, Paris 1976
BION Wilfred R., Aux sources de l'expérience, PUF, Paris 1979
SEGAL Hanna, Introduction à l'œuvre de Mélanie Klein, PUF, Paris 1969
STERN, Daniel N., Le monde interpersonnel du nourrisson, Une perspective psychanalytique et développementale, traduit de l'américain par Alain Lazartigues et Dominique Pérard, PUF, Paris 2019
LEFEVRE Anne, 100 % Winnicott, avec la collaboration de Cécile Potel, Groupe Eyrolles, Paris2012
DURIEUX Marie-Claire et JANIN Claude, Le narcissisme, PUF, Monographie de psychanalyse, Paris 2002
PETIT Erick, SAUVANET Éric et LHUILLERY Delphine, Tout sur l'endométriose, Odile Jacob, Paris 2019
ALIOTTA Catherine, Sophrologie et sexualité Manuel pratique, InterEdition, Paris 2017
GRUNBERGER Bela et CHASSEGUET-SMIRGEL Janine, Les grandes découvertes de la psychanalyse, la castration un fantasme originaire, Tchou Laffont, Paris 1978
LUTAUD Auguste, Du vaginisme, ses causes, sa nature, son

traitement. Suivi d'une leçon clinique de M. le professeur Lorrain 1874 Source gallica.bnf.fr
HUGUIER Pierre Charles, Mémoire sur quelques points d'anatomie, de physiologie et de pathologie, Thèse de médecine N°310
PIQUARD Jean-Claude, La fabuleuse histoire du clitoris, H&O, Paris 2013
SANTORA, Emily, « Karl Freiherr von Rokitansky (1804-1878) ». Encyclopédie du projet d'embryon (2019-08-12). ISSN : 1940-5030 http ://embryo.asu.edu/handle/10776/13119.
[1] CNGOF - HAS , Prise en charge de l'endométriose, Service des bonnes pratiques professionnelles, décembre 2017
IRIGARAY Luce. Psychanalyse et sexualité féminine. Dans Les Cahiers du GRIF, n°3, 1974. Ceci (n') pas (mon) corps. pp. 51- 65.
BRUSSET Bernard, Oralité et attachement, Dans « Revue française de psychanalyse » 2001/5 (Vol. 65), pages 1447 à 1462
BRUNET, Louise, intime, guide pratique de déconstruction des tabous féminins, Amethyste édition, Turquie 2021
BONNAUD Angéla et MAUREL Margot - Vaginismes - La musardine - Paris 2023
GRENET Géraldine, Les femmes sages, Larousse, Paris 2023
ROUX Anaïs, Neurosapiens, éditions Les Arenes, Paris 2023
QUINODOZ Jean-Michel - Lire Freud – PUF - Paris 2004
BOWLBY John, Amour et violence la vie relationnelle en famille, Albin Michel, 2011
GRIMALDI Martine, Le périnée douloureux- Manuel de prise en charge globale pour les patientes et leurs thérapeutes, Sauramps Medical, Montpellier 2014
GRAZIANO BREUNING Loretta, Vos hormones du

bonheur en lumière, 2019
LETOMBE Brigitte, Femmes réveillez-vous, First Editions, Paris 2022
SALOMON Paule, La sainte folie du couple, Albin Michel, Paris 2002
VINCENT Lucy, Tout commence avec le corps, Odile Jacob, Paris 2022
MOREL Catherine, ABC des psychothérapies, Michel Grancher, Pari 1997
WINNICOTT Donald, De la pédiatrie à la psychanalyse, Payot, Paris 1969
WINNICOTT Donald – La mère suffisamment bonne – Payot – Paris 2006
VINCENT Jean-Didier, Voyage extraordinaire au centre du cerveau - Odile Jacob, Pari 2009
BROCHMANN Nina et STOKKEN DAHL Ellen, Les joies d'en bas - Actes sud, 2018
BRENOT Philippe et KEPES Suzanne, Relaxation et sexualité, Odile Jacob, Paris 2014
NACCACHE Lionel, Parlez-vous cerveau ? – Odile Jacob – Paris 2020
TISSERON Serge, Mort de Honte, Albin Michel, 2019
TISSERON Serge – Secrets de famille mode d'emploi – Editions Ramsay – Paris 1996
MACK BRUNSWICK Ruth & Jeanne LAMPL-DE GROOT : préœdipien, tendance active, féminité et féminin Joël Bernat Dans Topique 2022/2 (n° 155)
KOEDT Anne – Le mythe de l'orgasme vaginal - Dans nouvelles questions féministes – Edition Antipode – 2010 Vol 29
DONABEDIAN Diran - Le stress, partie émergée du traumatisme - Stress et traumatisme en psychosomatique - Dans Revue française de psychosomatique – édition PUF - 2005/2 (n°8)

BAILLY Lionel - Prévention de la répétition du trauma - Éditions Érès - Dans Contraste 2007/1(N° 26), pages 233 à 240

FARENG Marion, Arnaud PLAGNOL - Dissociation et syndromes traumatiques : apports actuels de l'hypnose - Éditions Matériologiques - PSN 2014/4 (Volume 12), pages 29 à 46

SALMONA Muriel - La mémoire traumatique : violences sexuelles et psycho-trauma - Dans Les Cahiers de la Justice - Éditions Dalloz 2018/1(N°1), pages 69 à 87

Circularité psychosomatique et traumatismes

DUMET Nathalie, Alain FERRANT - Dans Psychologie clinique et projective - Éditions Érès - 2009/1(n°15), pages 45 à 66

BESSON J.M. La douleur, Editions Odile Jacob, Paris, 1992.

DOLTO Françoise – Les étapes majeures de l'enfance – Gallimard – 2010

BASTE N. - Méthodes de relaxation : En 37 notions -Dunod - Paris 2016

KOHUT Heinz - Le soi – le fil rouge – PUF – paris 1991

MILLER Alice – L'essentiel d'Alice Miller – Flammarion- Paris 2011

CHAPERON Sylvie - Kinsey en France : les sexualités féminine et masculine en débat - Dans Le Mouvement Social 2002/1 (no 198), pages 91 à 110

POUPART Florent , Gérard Pirlot - Réceptivité et féminin dans les deux sexes - Dans Revue française de psychanalyse 2014/4 (Vol. 78), pages 1120 à 1135

BONNET Gérard – Les perversions sexuelles – éd Que sais-je – Paris 2021

PEAN Nabila et IDRIS Isam – de la sexualité et de la virginité dans les pays d'origine et en situation migratoire : clivage et créativité - Dans le journal des psychologues 2015 n°329 43 à 47

BOHLER Sébastien – Le bug humain- 2d Robert Laffont – Paris 2019
Sur le net :
https ://www.fertstert.org/article/S0015-0282(18)31727-8/fulltext
https ://www.revmed.ch/revue-medicale-suisse/2006/revue-medicale-suisse-58/le-cerveau-au-caeur-du-plaisir-feminin
https ://www.revmed.ch/revue-medicale-suisse/2007/revue-medicale-suisse-104/interactions-entre-excitation-et-desir-sexuel- des-relations-interpersonnelles-aux-reseaux-neuronaux
Pronostic obstétrical des femmes atteintes de vaginisme primaire www.panafrican-med-journal.com
http ://france.elsevier.com/direct/REAURG/ Le syndrome de Tako-Tsubo ou comment mourir de peur...
© »http ://www.vaginisme.fr/articleValois1.html étude d'un cas de vaginisme
https ://www.ospheres.com/fonctionnelle/masters-et-johnson-la-quete-de-l-harmonie-sexuelle
https ://www.santemagazine.fr/psycho-sexo/desir-et-plaisir/pratiques-sexuelles/a-quoi-servent-les-preliminaires-174488
http ://www.psychomedia.qc.ca/sexualite/2009-06-16 /les-effets- du-stress-sur-la-sexualite-et-la-fertilite-mieux-compris
https ://archive.org/details/biusante_tpar1834x310/page/n45/mode/2up
BERLY Vanessa, article en ligne https : //www.medisite.fr/dictionnaire -des-maladies-vaginisme.457933.5.html
Nezhat,. Endometriosis in history. Fertil Steril 2012. En ligne
http ://endometriosisspecialists.com/wp-content/

uploads/endometriosis-ancient-disease-ancient
-treatments.pdf

Image :
Cerveau du système limbique :
https ://www.sciencedirect.com/science/<a
href=« https ://fr.freepik.com/vecteurs-libre/schema
-anatomie-cerebrale-realiste-illustration-vectorielle-
structure- interne_26760085.htm#fromView=
search&page=1&position=6&uuid=b5bf38f4-ed99-
4770-a997-697790f93a4f »>
Image de macrovector sur Freepik
</a>article/pii/S2468718921002774
Illustrations Élodie Bouti

## Table des matières

Dépôt légal mai 2024

Librinova

www.librinova.com

www.ingramcontent.com/pod-product-compliance
Lightning Source LLC
LaVergne TN
LVHW010714061126
851857LV00014B/1187